Michael Kernbach

ALTER, JETZT ERST RECHT!

Michael Kernbach

ALTER, JETZT ERST RECHT!

LAPPAN

Die geilsten Männerhobbys bis zum Tod

Mit Illustrationen von Miguel Fernandez

VORWORT

SCHLAG DIE ZEIT TOT, BIS SIE DICH TOTSCHLÄGT!

„WANN IST DER MANN EIN MANN?“, *rätselte in den 80ern schon unser aller Herbert Grönemeyer, als er selbst noch in einem Alter war, in dem er diese Frage überhaupt nicht beantworten konnte. Denn für das Mannsein gilt von jeher eine eiserne Faustformel:*

EIN MANN IST DANN EIN MANN,
SOBALD ER ES SICH LEISTEN KANN!

Ein uraltes Naturgesetz, das bis auf ein paar beneidenswerte Ausnahmen aus dem Geldadel für jeden Maskulinen nur nach einer langen und oft harten Lebenslaufstrecke seine Versprechen einzulösen vermag. Ist dieses Ziel dann aber, nach vielen Jahren mühseliger Ellenbogenkämpfe, Überstunden und Boreout-Meetings endlich erreicht, stellt sich das erhoffte Paradies leider, wie sooft, viel banaler dar als gedacht. Die scharfen Ischen, deren Aufmerksamkeit man letztendlich wollte, schielen jetzt, wenn überhaupt noch, mehr auf den Autoschlüssel als auf Ihren Hintern und zu Hause, da warten statt einer Ruhestatt für den Helden der Arbeit und des Erfolgs nörglerische Ehefrauen und geldgierige Heranwachsende, die mit dem Totschlag-Status „Kind" eine Rundum-Alimentierung einfordern. Dies alles täglich aufgekocht und brühwarm serviert in einer diffus feindseligen Atmosphäre der generellen Unerwünschtheit, tja, da fragt sich Mann mit Fug und Recht: Dafür soll der ganze Hassel gut gewesen sein? Klare Sache: Natürlich nicht! Jetzt, im Herbst des Lebens, sind SIE nun endlich an der Reihe. Das Thanksgiving Ihrer irdischen Existenz hat gerade erst begonnen und es liegt an Ihnen, eine reiche Ernte einzufahren.

Dem reifen Mann von heute, vermeintlich beruflich und familiär aussortiert und früher auch schon mal als Human-Müll in einer Eckkneipe zwischen Kurzen und Kippen bis zum Tode ausgelagert, bietet das 21. Jahrhundert ein breites Spektrum der spannendsten Erlebnisse und Möglichkeiten auf dem langen Highway in die nächste Welt.

Ein buntes Kaleidoskop der Zerstreuung, bei dem immer gilt:

ALLES KANN, NICHTS MUSS.
Und: **DER WEG IST DAS ZIEL.**

Denn wer wie Sie den Gipfel seiner Möglichkeiten bereits erklommen hat, braucht keine Leistungsnachweise mehr in Form von Medaillen, Urkunden oder anderer, weltlicher Bemessungsbescheinigungen.

DABEI SEIN IST ALLES! *Und:*
GUT UND TEUER AUSSEHEN MUSS ES!

Dieser ultimative Ratgeber bietet Ihnen deshalb den unverzichtbaren Überblick über die geilsten Männerhobbys bis zum Tod.

STIRB LANGSAM
UND HAB SPAß DABEI!

INHALT

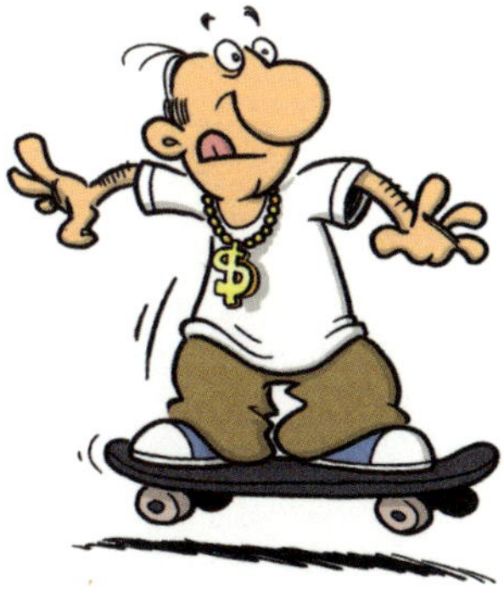

MARATHON

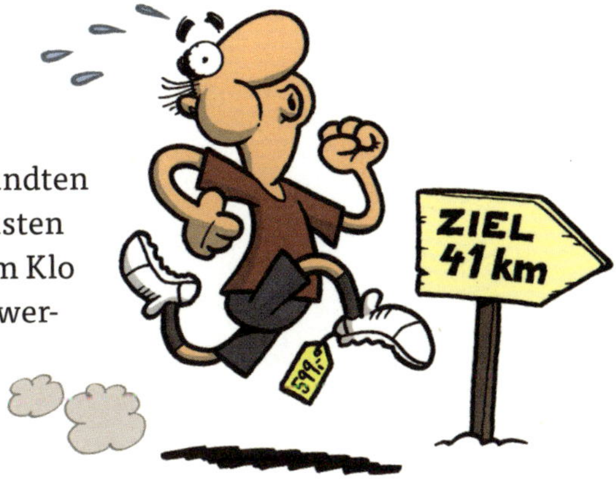

Wenn Ihre Blutsverwandten selbst Ihren schleppendsten Gang von der Couch zum Klo wegen der bewundernswerten Körperspannung beklatschen und Ihre ausdauernden, runden Bewegungen bestaunen, dann steht es um Sie privat womöglich schlimmer als vielleicht von Ihnen erwartet. Denn es wird nicht mehr lange dauern, bis man Sie förmlich drängt, es doch mal mit einem Marathon zu versuchen.

Im besseren Fall verdient einer aus Ihrer Sippe direkt oder indirekt an künstlichen Gelenken und ist lediglich scharf auf die Reha-Kohle, im schlechteren hofft man offenbar mehr oder weniger unverblümt, dass Sie es bei der Ausübung dieser sportlichen Höchstleistung dem historischen Vorbild des Pheidippides gleichtun und schon bei der allerersten erreichten Ziellinie tot zusammenbrechen.

Sehen Sie den Putzfischen zu Hause Ihre billige Niedertracht nach. Oder enterben Sie sie heimlich, auch okay. Mögen deren eigentliche Beweggründe noch so schändlich sein, an und für sich ist die Idee eines Lauftrainings jedenfalls nicht sooo schlecht. Ausdauer und „lange können" sind nun mal wichtige Benchmarks in jedem Männerleben und da, wo andere nur reden, können Sie so Ihre konstante Leistungsfähigkeit beweisen. Flankiert von den Geschwistersportarten Triathlon und Cross-Running ist Marathon also ein Männer-Hobby, das definitiv auf die Longlist des Todes gehört.

WAS BRAUCHEN SIE?

Zunächst: **LAUFSCHUHE.** Eine echte Geheimwissenschaft, wegen der viele Marathoniken nie auf die Piste gekommen sind und letztlich im Schuhkarton zu Grabe getragen wurden. Die Auswahl ist riesig und ohne eine aufwendige orthopädische Vermessung und einen Laufberater eigentlich nicht zu bewältigen. Dagegen war das Aschenputtel-Schuh-Casting Kinderkram. Weil man so etwas Intimes wie einen Laufschuh nicht einfach im Internet bestellen kann, werden aufwendige Reisen zu den besten Sportshops der Welt nötig. So kann Sie die Anschaffung der richtigen Schuhe durchaus einen fünfstelligen Betrag kosten. Aber hey, es geht hier um Ihr letztes großes Abenteuer. Wenn es gerade finanziell klemmt, nehmen Sie einen Online-Kredit auf. Da fragt man heute nach gar nichts mehr und selbst wenn – was schert es Sie noch? Auch Schulden kann man vererben. Sollte der heilige Gral der Fußbekleidung dann eines Tages gefunden sein, ist der Rest recht einfach.

Passende, atmungsaktive **FUNKTIONSKLEIDUNG** für jede Wettersituation und Klimazone ist Beifang, der sich bei Ihrer Pilgerfahrt nach dem gebenedeiten Schuh in großen Mengen ansammeln wird.

Mit der richtigen Ausstattung heißt es dann: **AB AUFS RICHTIGE GELÄNDE.** Ideal sind die Parkflächen der örtlichen Universität oder die Hauptpromenade Ihres Heimatortes.

Spaßfaktor

Groß. Geradezu riesig. WENN Sie nicht auf die blöde Idee kommen, wirklich einmal an einem öffentlichen Wettbewerb teilzunehmen. Aber so doof sind Sie nicht. Das Training an sich ist ja Gott sei Dank eine einsame Sache, die praktisch niemand kontrollieren kann. Laufen Sie darum einfach ein paar Meter, bis Sie völlig außer Atem sind und ordentlich schwitzen. Wenn Sie dazu ein Finisher-Shirt eines der großen Stadtläufe wie Berlin oder New York tragen, werden Ihnen die bewundernden Blicke auch der jüngeren Mädels sicher sein. Mit langsamen Dehn- und Stretch-Übungen und einem leeren, glücklichen Blick können Sie ohne große Mühe in kürzester Zeit die lebende Legende Ihres Stadtparks werden.

Neidfaktor

Leider ist Laufen beim Equipment den meisten anderen Männer-Hobbys hoffnungslos unterlegen. Selbst wenn Ihre Schuhe von Lagerfeld handgenäht sind und Ihre Laufwäsche von Elon Musk persönlich stammt, es bleiben halt Turnsachen.

Deutlich mehr PS bringt der Marathon bei seiner Auswertung in den sozialen Medien auf die Straße. Die Vielfalt der überwältigenden Landschaften, durch die Ihre drahtige Silhouette rennt, macht alte Schulkameraden rund um den Erdball fast wahnsinnig vor Neid. Wie ein Forrest Gump de luxe durch die Traumlandschaften des Globus zu joggen – das ist mit Photoshop heute ein Kinderspiel. Wenn Sie dann noch einen Olympia-Aspiranten finden, der von Zeit zu Zeit Ihren Lauftracker beim Training trägt, steht der Komposition Ihres sportlichen

Überwesens nichts mehr im Wege. Die so dokumentierten Werte sind zudem echte Totschlag-Argumente Ihrem Hausarzt gegenüber, wenn der Ihnen mal wieder mit Ihrem Bluthochdruck und absurd hohen Leberwerten kommt.

GEHT GUT ZUSAMMEN MIT FOLGENDEN MÄNNERHOBBYS:

* KOMPLEX ERKRANKEN
* COACH WERDEN
* EIN BUCH SCHREIBEN

ENTWICKLUNGSPOTENZIAL:

BEST CASE: Früher oder später lädt Sie eine dieser zahlreichen, auf dem Rasen herumlungernden Studentengruppen zum „Abhängen“ ein, und während Sie dann beim Bierchen davon erzählen, wie Sie beim Anschlag auf den Boston-Marathon ein kleines Mädchen retten konnten, verliebt sich diese kleine Brünette in Sie, die im Bus immer so böse guckt, wenn man sie nur ein kleines bisschen unverfänglich anstarrt.

WORST CASE: Sie fangen tatsächlich an, Energie in diese zeitintensive, entsagungsreiche und für Ihre körperliche Konstitution nicht mehr geeignete Sportart zu investieren. Von Reizung der Patellasehne bis Herzinfarkt – außer Problemen ist für Sie dort nichts zu holen.

SPIRITUELL WERDEN

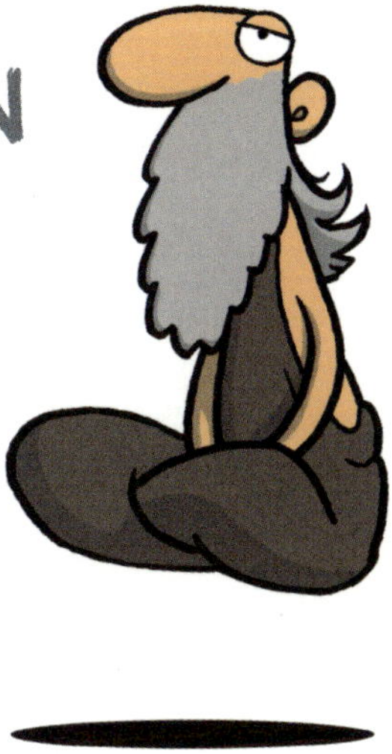

Wurde früher unter dem Synonym „langweilen" geführt und mit reichlich Doornkaat bekämpft. Heute labelt man den gleichen Gemütszustand als „Achtsamkeit" und gewinnt so dem stumpfen Nichtstun eine wertvolle Seite ab.

Für den gestandenen Mann ist diese Umetikettierung eine echte Einladung, aus dieser tiefenentspannten Grundhaltung eine Lebensphilosophie zu entwickeln. Denn auch, wenn das „eins werden" mit der Natur, der Welt, dem gesamten Kosmos in vielen Religionen immer noch als Lebensaufgabe gehandelt wird, ist es für uns Mitteleuropäer kein allzu großes Ding – und mit den richtigen Gadgets und Blogs easy hinzukriegen.

WAS BRAUCHEN SIE?

Zunächst einmal genau das, wovon Sie mittlerweile ja weiß Gott mehr als genug haben: ZEIT. Für Sie als berufliches Auslaufmodell und familiäres Ausgrenzungsopfer ist das schließlich genau die Ressource, die es irgendwie sinnvoll zu verbrauchen gilt. Der spirituelle Weg bietet Ihnen die Chance, Ihre neuen gewaltigen Zeitpolster nicht als Ausdruck Ihrer neuen Nutzlosigkeit, sondern als Ruhezone auf dem Weg in die Ewigkeit zu verstehen.

Informieren Sie sich in aller gebotenen Demut über das enorme und vielfältige Angebot der verschiedenen Anbieter. Neben den Klassikern Buddhismus, Christentum oder Islam gibt es eine riesige Menge Indie-Glauben, die spektakuläre Ideen vertreten und das Potenzial haben, Ihr Leben komplett umzukrempeln. Der Besuch von indianischen Räucherhütten und schamanischen Ritualen etwa verstößt möglicherweise hie und da gegen das Betäubungsmittelgesetz, wirkt aber bewusstseinserweiternd (und wird wohl aus genau diesem Grund auch von der Regierung nicht gerne gesehen).

Neben der nötigen **LITERATUR** und dem **MUT**, öfter mal was Neues auszuprobieren, kann eine **GUT GEFÜLLTE REISEKASSE** nicht schaden, die es Ihnen ermöglicht, zu den Wurzeln Ihres geistigen Pfades zu wandern. Ein Monat Yoga-Ashram in Südindien schlagen zum Bespiel locker mit 1000 Euro im Mehrbettzimmer ohne Flug zu Buche – und da wird dann auch noch gefastet! Aber gut, es ist ja Ihr Ziel, den materiellen Dingen abzuschwören. Die können Sie dann natürlich auch Ihren Reisebegleitern geben. Ansonsten sind die Kosten eher übersichtlich, weil wenig gegessen und viel herumgesessen wird.

SPAßFAKTOR

„Wer's glaubt, wird selig" ist seit Jahrhunderten der Slogan eines führenden Massenanbieters und in der Tat berichten zahlreiche Probanden von einer Art innerer Heiterkeit, die sich aber schwerlich mit der Gaudi von Weihnachtsfeiern oder den Rudel-Puffbesuchen von Firmen-Incentives vergleichen lässt. Da, wo Drogen im Spiel sind, können Erinnerungen an bekannte Rauschzustände aus alten Studie-Partyzeiten hochkommen, wobei hier aber die

Umgebung wie Kloster, Lehmhütte oder Jurte nur wenig mit den versifften Wohnküchen von früher gemein hat und es außerdem kaum Frischfleisch gibt, das sich in ein WG-Zimmer abschleppen ließe. Der Faktor Spaß ist also wegen der völlig neuen Situation nur schwer einzuschätzen und letztlich von den eigenen Vorlieben abhängig.

Wer eine SM-Neigung hat, fährt sicher gut mit Religionsgemeinschaften, die spirituelle Geißelungen im Angebot nachhalten; wer dem guten Tropfen zugewandt ist, sollte sich bei den archaischen Glaubensgemeinschaften des hohen Nordens umtun.

NEIDFAKTOR

Dass Sie jetzt selbstbestimmt in Armut und Demut dem Sinn des Lebens nachspüren, wird vermutlich kaum einem Ihrer ehemaligen Mitbewerber aka Kollegen/Nachbarn den Schaum vor den Mund treiben. Der ganze Esomeso-Zirkus war zudem in Ihrer profanen Zeit als gefragte Arbeitskraft gerade bei den Maulschlächtern und Psychokillern Ihrer Abteilung ein wahrer Aufruf zu einer Mobbinghetzjagd durch das ganze Intranet Ihrer Klitsche, oder?

Halten Sie sich darum lieber an Ihre Erfahrungen aus dem Berufsleben und suchen Sie gleich den Kontakt zur CEO-Ebene Ihrer Glaubenscommunity. In Sachen Neidfaktor X können, je nach gewählter Ausrichtung, beispielsweise Selfies von Privataudienzen beim Papst oder dem Dalai Lama bei Facebook oder Instagram schon richtig was. Dazu passende Tweets wie „Ich glaub es nicht, der Papst trägt Prada, wie geil ist das bitteschön?“ oder „Walhal or bust“ geben Ihrer spirituellen Reise den heute so wichtigen digitalen Begleitsound.

GEHT GUT ZUSAMMEN MIT FOLGENDEN MÄNNERHOBBYS:

* AUSZEIT IM KLOSTER MIT FASTEN UND EINLAUF
* GÄRTNERN
* EINE SCHAFHERDE KAUFEN

ENTWICKLUNGSPOTENZIAL:

BEST CASE: Sagen wir es mal so: Auch Jesus hat mal klein angefangen. Und obendrein in einem anderen Glaubensverein. Mit ein bisschen Geschick und ein paar Marketingkniffen ist es durchaus denkbar, dass Ihre geistige Suche ein echtes spirituelles Start-up wird. Welche Macht religiöse Influencer weltweit haben, kann man ja beinahe täglich in den Nachrichten verfolgen. Weil Religion sich noch dazu weitgehend aus Spenden finanziert, lassen sich hier erhebliche Beträge nahezu steuerfrei generieren. Schauen Sie sich den Petersdom an – von so einer Hütte kann selbst ein Zuckerberg nur träumen. Geben ist seliger denn nehmen, darum: Stiften Sie eine eigene Religion.

WORST CASE: Sie fangen tatsächlich an, irgendeinen Quatsch zu glauben, geben Haus und Hof auf und ziehen in ein Ashram, Kloster oder eine Gemeinde. Wenn Sie selber wenig denken wollen, können Sie doch auch RTL2 gucken. Da wird wenigstens gnadenlos abgesetzt, wenn die Geschichte durchgenudelt ist. Darauf können Sie bei den Spirituellen lange warten. Bis zu 1000 Ewigkeiten lang. Amen!

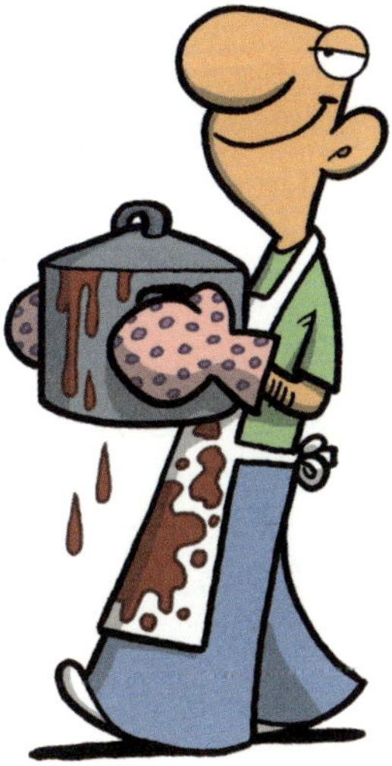

Einen Kochclub gründen

Essen ist der Sex des Alters. Und dieser Sex ist definitiv gleichgeschlechtlich. Endlich. Keine Weiber mehr. Nur noch Jungs. Und teurer Rotwein. Und Kochbier. Und Fleisch. Fleisch. Fleisch. Die Gründung eines Kochclubs ist die Eintrittskarte in eine Art Shangri-La der männlichen Seele. Endlich Austern essen und dazu laut rülpsen und den Bordeaux zum Hirschkalb auch mal aus der Suppenkelle saufen. Das ist doch ein ganz anderes Esserlebnis, als mit der Holden für viel zu viel Pesetas im „Chez Stock im Arsch" in dem molekularen Nichts zu stochern, das man dort den Hauptgang nennt. Walhalla, das letzte Abendmahl – merken Sie was? Der Himmel ist eine von Männern beherrschte Tafel und der Kochclub ist seine irdische Dependance!

WAS BRAUCHEN SIE?

Gutes Essen, das wird Ihnen jeder Sternekoch bestätigen, ist in erster Linie eine Frage guter **ZUTATEN.** Am besten so gut, dass letztlich irgendwie fast schietegal ist, wer den Schmarrn am Ende zusammenrührt. Kochen ist also weniger eine Frage der Skills als eine der Komponenten und darum gar nicht schwer. Das sicherste Zeichen für erstklassige Koch-Ware ist ein regionales Siegel, die Empfehlung eines Kochfuzzis aus dem Fernsehen, irgendeine Gourmetauszeichnung mit Mützen, Sternen oder Löffeln drauf und natürlich das **PREISSCHILD.** Im Zweifel orientieren Sie sich am letzteren und erfinden Sie den Rest bei der Präsentation Ihres Zutatenbeitrags.

Ebenfalls unverzichtbar sind: die Teilnahme an **KOCHSEMINAREN** mit dem primären Qualitätsmerkmal „Weit-weg-von der-Alten-zu-Hause" und mindestens zwei weitere gelangweilte Altherren mit genug **CASH** in der Täsch, von denen einer – idealerweise – ein weinsinniger Spitzenkoch ist, der dafür sorgt, dass Ihr Filet vom Kobe-Rind oder Ihr Kugelfisch-Sushi nur aus monetärer Sicht ein ambitioniertes Abenteuer bleibt.

SPAßFAKTOR

Mit den Jungs am Herd stehen, bei Brühe und Burgunder auf ausdrücklichen Wunsch der Freunde das eigene, aufregende Leben mit seinen zahllosen Höhen Revue passieren lassen, schnell mal im Keller eine Mütze Schlaf holen, wenn die anderen tristen Puffärmel dann den erbärmlichen Katalog ihres jämmerlichen Daseins ausbreiten – das ist ein gelebtes Men's Health-Klischee. Wenn man dem Kochen noch das Waidhandwerk voranstellt, also die Hirschkuhkeule mit der Kitchen-Gang im Wald mit Schrot eingelegt und wie weiland Stallone mit dem Rambo-Messer aus dem Kadaver raustrennt, dann erreicht diese Orgie aus Gewalt, Großsprecherei und Alkohol einen Spitzenplatz unter den reinsten und archaischsten Männerhobbys ever und kann nur durch das Leben in Höhlen oder die Teilnahme an einem mittelalterlichen Gefecht noch getoppt werden.

NEIDFAKTOR

Episch! Selbst wenn man dem Wildbret nicht selbst die Gurgel durchbeißt, sein Blut trinkt und das Tier auf dem Spieß in Flammen röstet, sind Kochclubs eine elitäre Angelegenheit, die sich nicht nur wegen der möglichen rohen Gewalt, sondern auch durch Exklusivität, mondäne Venues und sauteure Gadgets in der Küche optimal zum Angeben eignen. Fotos mit eingekauften Stargästen beim (letztlich vom Caterer gebrachten) Mehrgänge-Menü lassen beim Gallezufluss der hier Ausgegrenzten keine Wünsche offen. Besonders Schwiegerväter oder andere männliche Verwandte werden Sie hassen. Wie viel mehr kann ein Hobby sonst noch leisten?

GEHT GUT ZUSAMMEN MIT FOLGENDEN MÄNNERHOBBYS:

* WINZER WERDEN
* WEBER-GRILLKURSE BESUCHEN
* IRGENDWAS MIT FISCHEN

ENTWICKLUNGSPOTENZIAL:

BEST CASE: Ihre Kochclub-Gang ist harmonisch abgeschmeckt und besteht ausschließlich aus sinnesfrohen Leuten Ihres Alters mit exzellenten Beziehungen nach überall und mit genug Butterflocken im Portemonnaie. Wer weiß, welche Ideen bei einem Ihrer launigen Treffen geboren und dann umgesetzt werden?! Die Abschaffung der Wehrpflicht, der Atomausstieg, die Ehe für alle – Sie glauben doch nicht ernsthaft, dass das der ollen Merkel eingefallen sein soll ...?

WORST CASE: Sie halten sich irgendwann wirklich für einen Spitzenkoch, kaufen ein verfallenes Weingut in der hinterletzten Ecke des Moseldeltas und glauben, dass nur der Ruhm Ihres Kochlöffels in kürzester Zeit die siebenstellige Investition wieder einspielt. Wenn Sie auf diesem Weg von Ihren Nachgeborenen entmündigt worden sind, müssen Sie ja fast schon dankbar sein!

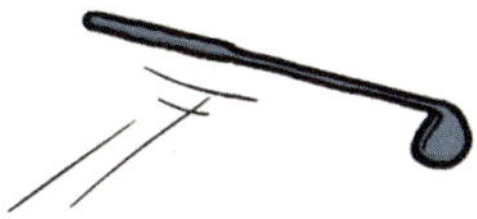

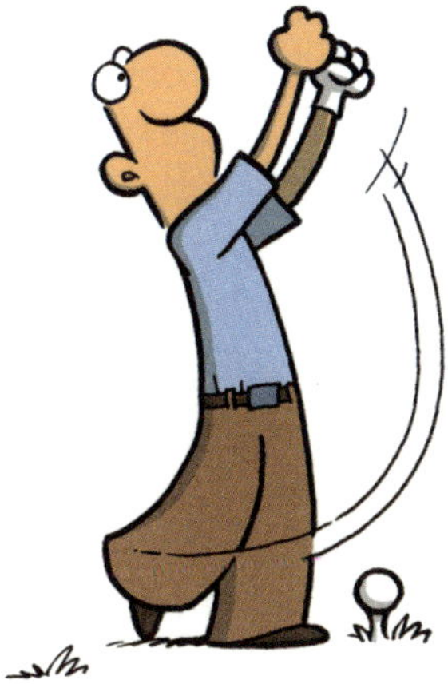

GOLF SPIELEN

Dieser Klassiker unter den gehobenen Männerhobbys hält seinen Stammplatz unter den besten Zeitkillern nicht umsonst schon seit ewigen Zeiten. Hier kommt einfach alles zusammen, was ein langsames Ableben entspannt und stilvoll macht. Der gepflegte 18-Loch-Turnierplatz ist eine ideale Heranführung an das letzte Grün, auf dem Mann dereinst eingeputtet wird.

Die Golfcars machen den irgendwann anfälligen Umstieg auf solche Mobilitätshilfen im Alltag denkbar leicht. Was soll man sich der eigenen Gebrechen schämen, wenn man mit seinem Caddy vom Green noch gleich zum Einkaufen und zum Urologen weiterfährt?

Neben der leichten Bewegung an der frischen Luft ist vor allem das Vereinsheim eine Art „Hall of Fame“ Ihrer Gemeinde, in dem nur eines zählt: wie viel. Wie viele Autos, wie viel Geld, wie viele Ehefrauen, wie viele Jahre wegen Steuerhinterziehung. Wer hier den ganzen Tag sitzen kann, hat auch eine eigene Suite im örtlichen Puff und mehr Leichen im Keller als der städtische Hauptfriedhof – und somit ein Männerleben gelebt, wie es sich kein Whiskey-Werber ausdenken könnte.

WAS BRAUCHEN SIE?

Es klingt banal und ist trotzdem das entscheidende Nadelöhr auf dem Weg in eine erfolgreiche Golfer-Rente: Man braucht einen **GOLFCLUB!** Aber eben nicht so einen Hartplatzhelden-McGolf24, wohin auch der Minigolfverein mal seinen Jahresausflug macht und dann den Greenkeeper unter lautem Grölen fragt, wo denn die Bahn mit dem Looping sei. Das ist wie Dry Aged Rinderfilet bei Aldi zu kaufen. Das Fleisch bleibt dasselbe, aber es schmeckt nicht mehr so exklusiv. Richtige Golfclubs tragen ein „Country" oder „Resort" im Namen und verlangen eine **AUFNAHMEGEBÜHR** in der Höhe des Empire State Buildings, die man wiederum überhaupt nur dann entrichten darf, wenn ein **MITGLIED** für Sie vorgesprochen hat. Dafür warten dort dann Nutten, Koks und unsaubere Geschäfte. Alles wie bei der Mafia oder den Hells Angels also, nur ohne die unbequemen Motorräder von Harley-Davidson und beknackten Spitznamen wie „Zahnstocher Joe".

SPAẞFAKTOR

Wer sich dazu entschließt, die letzten Kilometer der eigenen Restlaufzeit in einem exklusiven Golfclub runterzureißen, hat seinen Spaß bereits hinlänglich gehabt, dafür gerne auch ein paar Jahre eingesessen und ist gar nicht mehr so richtig scharf auf knallharte Action und wilde Abenteuer. Wohldosierter Sex mit Escort-Damen, ein Barkeeper, der den Seniorenteller auch im Cocktail-Shaker mixt und das weitestgehend ereignislose Ausspielen von Charity-Turnieren und Clubmeisterschaften in einer Art Dauerschleife verströmen den entspannenden Odeur ebenso teurer wie gepflegter Langeweile, die sich nur noch in Nuancen von der Zeit nach dem Ableben unterscheiden dürfte. Ob Gott ein DJ ist, können wir nur ahnen. Aber er hat mit Sicherheit ein Handicap kleiner als drei!

NEIDFAKTOR

Da praktisch jeder erfolgreiche Ex-Politiker, Banker, Geschäftsmann oder andere Schlingel zur großen Golf-Familie gehört, ist die Neid-Richterskala nach oben hin offen. Only the Sky ist hier the Limit. Ob Putten mit Putin oder Birdies mit Boris – kein anderes Hobby kann auch nur annähernd mit der Celebritydichte beim Golf mithalten. Dazu die Greens. My Goodness! Viele davon sind ohnehin schon an den Filetspitzen des Globus gelegen und der Bedarf ist weiterhin so groß, dass die Erschließung von neuen Plätzen einer der Hauptgründe für illegale Rodungen und große Bestechungsskandale ist. Eigentlich nur eine Frage der Zeit, bis Tesla eine Plattform fürs Golfspiel in die Hemisphäre schießt. Wenn es bei Ihnen gerade wegen einer Scheidung, einer Insolvenz oder fehlenden Opfern für eine Hochstapelei an Kleingeld mangelt, sind ein vermeintlich nachlässig, aber gut sichtbarer Golfplatz-Reisekatalog mit handschriftlichen Eintragungen wie „Für Business-Match mit Scheich Abdalallah?“ oder „Unbedingt Prinz Harry zeigen!“ sowie ein paar alte Flugtickets, eine ideale Melange, um dem Geschmeiß um Sie herum Respekt zu lehren.

GEHT GUT ZUSAMMEN MIT FOLGENDEN MÄNNERHOBBYS:

* BETREUTE WELTREISEN
* FASHIONISTA WERDEN
* BÜRGERMEISTER WERDEN

ENTWICKLUNGSPOTENZIAL

BEST CASE: Wie Heiner Geißler so treffend sagte: „Es gibt Geld wie Dreck auf der Erde – es haben nur die Falschen" – und mit ein bisschen Glück sind diese falschen Leute alle Mitglied Ihres Golfclubs. Menschen, die so reich sind, dass man sich nicht mehr traut zu fragen, wo sie das ganze Geld eigentlich herhaben, sind einfach spannende Gesprächspartner, mit denen sich im Sandbunker inspirierend über Beteiligungen an Waffenexporten oder Schmiergeldzahlungen im Baugeschäft plaudern lässt. Sie werden schnell verstehen, warum deren Club-Gold-Cards platinfarben sind. Gegen gelegentliche Gewissensbisse empfiehlt sich die Mitgliedschaft in einer professionellen Selbsthilfegruppe, zum Beispiel dem örtlichen Rotary-Club.

WORST CASE: Sie halten Golf für einen Sport, fangen an zu trainieren, Ihr Handicap zu verbessern und beginnen so, den anderen Mitgliedern Ihres Clubs allmählich auf die Nerven zu gehen. Da dürfen Sie sich nicht wundern, wenn auf einmal die Steuerfahndung vor Ihrer Tür steht oder Ihre Ehefrau eine Sammlung diskreditierender Fotos von Ihrem letzten Firmen-Incentive auf der Reeperbahn geschenkt bekommt.

EINE JUNGE FREUNDIN

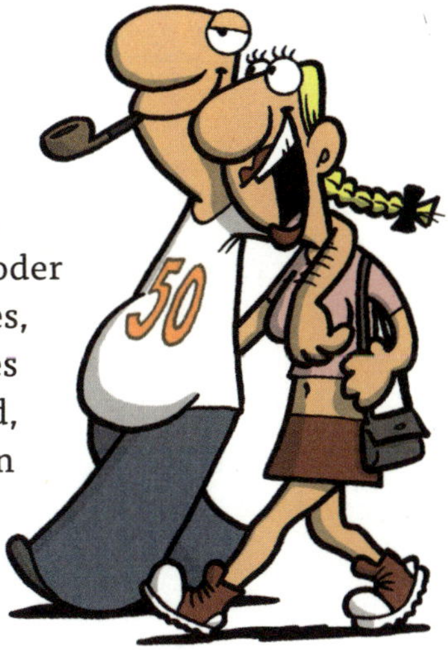

Wo die meisten Männerhobbys bis zum Tod auf einen oft eher mühsamen Erhalt des körperlichen Status quo oder ein bestenfalls verlangsamtes, dafür aber möglichst stilvolles Vermodern ausgerichtet sind, bietet die Wahl einer jungen Freundin die Aussicht auf eine Frischzellenkur, einen Jungbrunnen, einen mentalen wie auch körperlichen Relaunch auf der Zielgraden ins Jenseits. Da 50 das neue 30 ist, passt eine Zwanzigjährige heutzutage auch gesellschaftlich einwandfrei in Ihr Beuteschema. Sind die, durch den hier oft unvermeidbaren Modellwechsel bedingten, schmerzhaften Umstellungskosten wie Scheidungsanwälte, Gütertrennung und psychologische Betreuung erst einmal abgetragen, macht so ein junges Ding nicht nur vom Chassis her Spaß. Junge Frauen freuen sich auch über Geschenke, für die Ihre Ex höchstens zynische Sprüche übriggehabt hätte, haben kein Problem, auch abends mal den ÖPNV zu nutzen und finden Zelturlaube in der Provence romantisch. Sprich, die drastisch geringeren Haltungs- und Betriebskosten amortisieren das Investment in die Umstellung in kürzester Zeit. Außerdem verstehen junge Freundinnen die Lebenswirklichkeit Ihrer Kinder aus den letzten Ehen viel besser als Ihre Ex, da die Neue nur unwesentlich jünger als die Kids ist. Gelingt es Ihnen, der jungen Dame das Vorglühen vor einer Dinner-Einladung bei Geschäftsfreunden auszutreiben, werden Sie insgesamt viel Freude haben.

WAS BRAUCHEN SIE?

Die ergebnisorientierte Variante bieten die klassischen **EHEANBAHNUNGSINSTITUTE** mit vornehmlich asiatischen und osteuropäischen Kupplungsangeboten. Hier lassen sich online auf dem **SMARTPHONE** bequem passende Damen für eine neue, gemeinsame Zukunft vorsortieren, späteres, gegenseitiges Gefallen natürlich vorausgesetzt. Nachteilig wirkt hier die oft erhebliche kulturelle Differenz und die Sprachbarriere, die erst auch schon mal lange nach einer Eheschließung überwunden wird, was die Sache dann dank oftmals folgender Sätze wie „Isch värrrrlasse disch“ letztlich noch nicht einmal besser macht. Wer es romantischer mag, wird nicht ohne das **„GEWISSE ETWAS“** auskommen, einer Art atmosphärische Ausdünstung, die jungen Weibchen eine hohe Konzentration von Bildung, Manieren, Weltläufigkeit und natürlich Geld suggeriert. Da die Duftmittelindustrie hier noch im Dunkeln tappt, sorgen hierbei klassische, aber auch etwas **EXTRAVAGANTE AUTOS** und Anzüge, ein Doktortitel (Literatur oder Kunst, nichts Technisches) für den richtigen Balzhabitus. Chemische Hilfsmittel wie zum Beispiel **KOKAIN** helfen Ihnen nach dem ersten Kennenlernen, die Werbezeit im Lebensrhythmus der Studentenzeit durchzustehen.

Spaßfaktor

Wenn das, woran jetzt gleich jeder denkt, beim Spaßfaktor eine so erhebliche Rolle spielen würde, dann bliebe die Frage offen, warum man nicht einfach ein Abo beim nächsten Escort-Service buchen könnte. Das würde in Sachen Abwechslung und Kosten den Direktvergleich sicherlich klar gewinnen. Eine junge Freundin ist im Idealfall eine Zeitmaschine, eine Art DeLorean ohne Räder und Lenker, mit der sich alles Schöne der Jugendzeit noch einmal durchleben lässt, nur dieses Mal eben mit Kreditkarte, Personal Trainer, Rheuma und lichtem Haupthaar.

Neidfaktor

Stellen Sie sich vor, Sie treffen einen alten Schulfreund an der Ampel. Er in einem Porsche, Breitling-Uhr, Armani-Anzug, das ganze Besteck – und Sie mit nichts als einer verliebten 22-Jährigen im Arm. Noch Fragen?

GEHT GUT ZUSAMMEN MIT FOLGENDEN MÄNNERHOBBYS:

- EIN SPÄTER VATER WERDEN
- NACH BERLIN ZIEHEN
- EINE ROCKBAND GRÜNDEN

ENTWICKLUNGSPOTENZIAL:

BEST CASE: Sie lassen sich auf die Zeitreise ein und verlieren durch den Verlust einiger Wohlstandslaster wie der täglichen Flasche Amarone zum abendlichen 300-Gramm-Steak mit Sauce béarnaise nicht nur Pfunde, sondern gewinnen durch die Hobbys Ihrer Frischzelle wie HITT-Training oder Skaten an Vitalität zurück. Schon in kürzester Zeit blickt Sie im Spiegel ein gestraffter, energiegeladener Mann in den besten Jahren an, der in dieser Form sicher auch bei der besten Freundin seiner Flamme landen kann. Das steht für Szenen, Dramen, wilden Sex – und das alles in echt, ohne Kinokarten. Krass!

WORST CASE: Sie glauben tatsächlich an Ihre neue Beziehung und daran, dass Sie dem Teufel „Zeit" auf Dauer ein Schnippchen schlagen können. Das kann eine ganze Weile gut gehen, länger aber eben nicht. Ihren irgendwann einfach unvermeidlichen körperlichen und geistigen Verfall wird Ihre Partnerin dann aber aus Liebe und Solidarität mitgehen und sich um das eigene, vorzeitige Altern bemühen – „NICHT verlassen werden" ist nie schön, so etwas in der Seniorenresidenz erleben zu müssen, verstärkt den bitteren Geschmack der Endgültigkeit.

Etwas zurückgeben

Wenn man mal so richtig ehrlich zu sich selber ist, dann hat es das Leben doch recht gut mit einem gemeint. Ein paar Mal zur richtigen Zeit am richtigen Platz gestanden oder einfach lang genug weggeguckt und die Klappe gehalten und – Bäm! – schon schaut man zurück und fragt sich, warum man eigentlich das Riesen-Haus bezahlt hat, wenn man am Ende dreiviertel der Zeit auf einem Kreuzfahrtdampfer rumhängt und angeschickert um den Globus schippert. Hätte also schlimmer kommen können. Da möchte man einfach nicht undankbar sein und gerne etwas „zurückgeben", zumal ja hinter dem ganzen Erfolg nicht immer nur der Zufall stand, sondern oft genug das Resultat von schwerer Arbeit und knallhartem Mobbing. „Zurückgeben" soll man darum natürlich nicht den Bimbes, den man damit über die Jahre zusammenraffen konnte. Gott bewahre! Das ist nur in eher seltenen Einzelfällen ratsam, nämlich, wenn es so viel ist, dass man damit eine Stiftung gründen und so mit Tränen der Rührung ob der eigenen Selbstlosigkeit dem Finanzamt den langen Mittelfinger zeigen kann. Nein, „zurückgeben", das meint die nächste Generation Anteil haben lassen an Ihrem immensen Schatz aus Knowhow und Erfahrung. Dieses Herrschaftswissen an die Nachfolgenden weiterzureichen, das ist eine wahrhaft

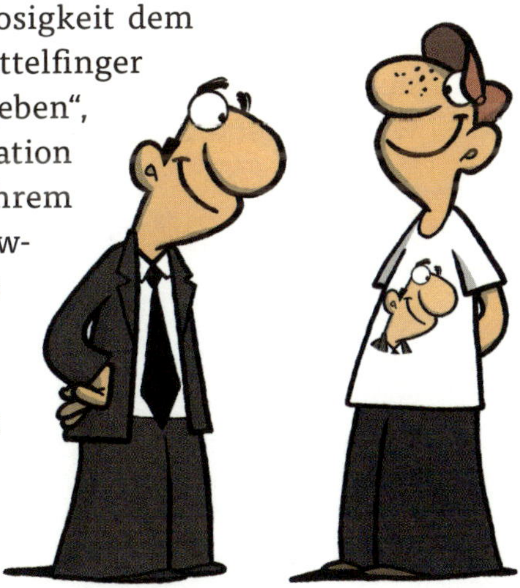

erfüllende Tätigkeit, gut für das Karma und Ihr Standing in der Gemeinde. Vor allem aber bringt es Sie endlich wieder mit Menschen in Kontakt, die nicht den ganzen Tag über Krankheiten und Erbschaften reden.

WAS BRAUCHEN SIE?

Das Ticket für Ihre Reise durch die Dämmerung des Lebens als Weiser und Meister ist die **EXPERTISE.** Und von der haben Sie reichlich. Wenn einer weiß, wie das hier läuft, dann doch sicher Sie! Schließlich machen Sie den ganzen Scheiß nun schon seit zig Jahren mit. Sollten Sie bei einer ersten **SELBSTPRÜFUNG** trotzdem zu dem Schluss gelangen, dass Sie in Ihrem Berufsleben vielleicht doch nicht den Riesendurchblick entwickelt haben, weil Sie unterm Strich gesehen nur freitags immer der Erste und nur auf der Weihnachtsfeier immer der Letzte waren – was soll's! Das Grünzeug, das von Ihren Erfahrungen profitieren soll, kann das ja nicht nachprüfen. Wenn Sie also ausreichend **SELBSTBEWUSSTSEIN** mitbringen und überzeugend rüberbringen können, dass Sie den mehrfach angebotenen Wohlfühl-Vorstandsposten ausgeschlagen haben, um mit Ihrer Crew an der dreckigen Kundenfront Ihre Mission zu erfüllen, dann werden sich hinreichend junge Padawan finden, die von Ihrem Wissen über die Macht profitieren möchten.

SPAẞFAKTOR

Für alle, die endlich nicht nur unwidersprochen immer im Recht sein wollen, sondern auch noch explizit darum gebeten werden möchten, ist das Motiv des „Etwas-zurückgeben" die Eintrittskarte ins Nirwana. Langatmige

Schilderungen von Nichtigkeiten Ihres im Grunde todlangweiligen Berufslebens, aufgebauscht zu geheimen Erfolgsformeln Ihrer Branche, ein kritikloses Publikum, das den ganzen Blödsinn auch noch für bare Münze nimmt und Sie wohlmöglich nach Ihrem Monolog auch noch mal auf die dämlichsten Stellen in einer Feedback-Runde anspricht – halleluja, das ist der ganz feine Aufstrich für Ihre Seele! Wird die Übung oft genug wiederholt, glaubt man es am Ende sogar selber. Fun-Tipp: Raten Sie Ihren Zöglingen zu den Kamikaze-Aktionen, die Sie sich selber nie getraut haben und schauen Sie, was passiert. Wenn es schiefgeht, haben sich die Frettchen einfach zu doof angestellt, können den Crash aber unter „Erfahrung" verbuchen. Win-win, sozusagen!

NEIDFAKTOR

Die Nonchalance des freihändigen Gebens, gepaart mit der allfälligen positiven Berichterstattung über Ihr segensreiches Tun in der lokalen Presse – für das sich ja leicht mit selbst verfassten und darum aus bester Kenntnis Ihrer Leistung, nur lobenden Leserbriefen sorgen lässt – das alles erhöht Sie moralisch auf Gandhi-Niveau und spart obendrein einen Haufen Kohle, weil man die ganze Aufmerksamkeit nicht mehr im Autohaus oder beim Juwelier einkaufen muss. Im Gegenteil, je bescheidener Ihr Auftreten ist, desto fetter wird die Anerkennung. Mit etwas Glück werden Sie für Ihr Engagement sogar öffentlich geehrt. Das wird so mancher in Ihrer Umgebung gar nicht gut vertragen.

GEHT GUT ZUSAMMEN MIT FOLGENDEN MÄNNERHOBBYS:

- KEYNOTES SPEAKEN
- WEBER-GRILLKURSE BESUCHEN
- BÜRGERMEISTER WERDEN

ENTWICKLUNGSPOTENZIAL:

BEST CASE: Sie lernen im Laufe Ihrer segensreichen Tätigkeit sehr schnell andere Zurückgeber kennen, die schon länger dabei sind und wissen, wie der Hase läuft. Mit deren Hilfe nehmen Sie nun mehrmals im Jahr auf Steuerkosten an Zurückgeber-Erfahrungsaustausch-Seminaren in den Metropolen Europas teil, denen sich dann längere Austausch-Exkursionen durch das gesamte Gastgeberland anschließen. Sie lernen daraufhin Seminarleiter an, die nun an Ihrer statt Ihre Erfahrungen an andere weitergeben und haben so mehr Zeit für die wichtige Netzwerkbildung in Europa.

WORST CASE: Sie gewinnen den Eindruck, dass Ihre manchmal ja auch leicht läppischen Lebensweisheiten tatsächlich substanziell und wichtig für die Nachwelt sind und begehen darum den Kardinalfehler, den ganzen Sermon aufzuschreiben, wo ihn dann jeder nachlesen und öffentlich plattmachen kann. In kürzester Zeit leben Sie, verspottet und isoliert, als Paria am Rande Ihrer Sozialgemeinschaft.

EINE ROCKBAND GRÜNDEN

Wissen Sie noch, damals? Da war doch mal ein kleiner, großer Traum von Sex, Drugs and Rock 'n' Roll. „Money for Nothing, Chicks for free" war ein Lebensziel, für das man viele Nächte in miefigen Proberäumen und in schmuddeligen Kneipen investierte, bis die Vernunft einem dann die Haare abschnitt und einen Anzug anzog. Heute, zwei Bypässe und eine Scheidung später, ist es Zeit, diesen alten Jugendtraum endlich Wirklichkeit werden zu lassen. Der Rockstar in Ihnen, dieses wilde, eingesperrte Tier, schreit nach Freiheit und will panthergleich auf die Bretter, die beinahe Ihre Welt bedeutet hätten. Weil Geld in diesem Kontext für Sie heute keine Rolle mehr spielt, werden Sie sich über einen Mangel an Auftrittsmöglichkeiten nicht beklagen können. Im Gegenteil, weil alles nun mal seinen Preis hat, sind selbst Konzerte im Vorprogramm von Weltstars nicht mehr unerreichbar, sondern lediglich eine Frage der Abwägung, was Ihnen ein Backstage-Dinner aus Couscous und kalten Nudeln plus Foto und Livestream mit Slash und Co. wert ist. Wer sich selbst mit Fotoreihen von den ständigen Ausflügen nach New York und Mauritius schon zu langweilen beginnt, findet hier einen ultimativen Kick in einer Art Dark-Disney-World mit echten Rock'n'Roll-Figuren!

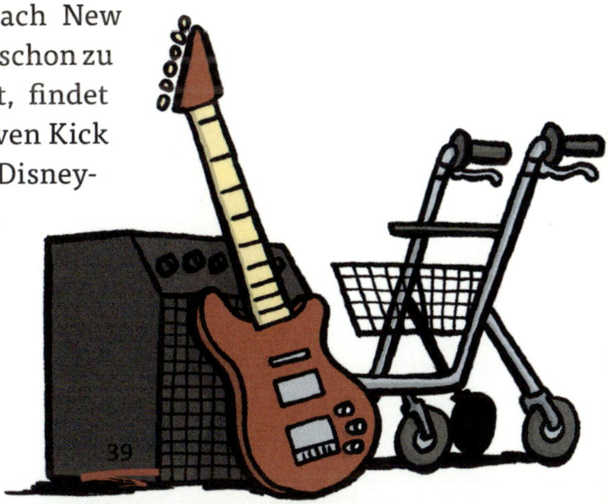

WAS BRAUCHEN SIE?

Rockmusik basiert massiv auf **EQUIPMENT** und ist darum ein perfektes Männerhobby! Ein nahezu unüberschaubares Heer von Herstellern bietet ein exzellentes Angebot sogenannter **CUSTOM SHOP-INSTRUMENTE**, bei der man von der Wahl des für die Six-String zu fällenden Baums bis zur Entwicklung des Lacks eingebunden sein kann. Alternativ, aber ebenso exklusiv und genauso unglaublich teuer, ist der Ankauf von **ORIGINALGERÄTSCHAFTEN** aus den 70er- und -80er-Jahren. Sauschwer, total empfindlich und garantiert mit jeder heutigen Technik inkompatibel, sind diese Werkzeuge nicht nur die perfekten Vehikel einer Zeitreise, sondern sorgen auch dafür, dass Sie nach der Nutzung wieder wehmutsfrei in das digitale Hier und Jetzt zurückkehren können. Weil es ohne **BAND** nun mal nicht geht, empfiehlt sich der Einkauf von alten Jugendfreunden, die sich damals doch lieber die Gitarre als den Schlips umhängten, deswegen heute in prekären Verhältnissen leben und für einen Appel und ein Ei jederzeit zur Verfügung stehen.

SPAßFAKTOR

„Born to be wild" stand auf Ihrer Geburtsurkunde und seiner Bestimmung kann man nun mal nicht entkommen. Eine Rockband bietet Ihnen nicht nur die Chance, bewundert und bejubelt zu werden, sie ist auch eine Art Familienersatz, die Sie die Zwangsvereinigungen mit den Spacken Ihrer Verwandtschaft schnell vergessen lässt. Buchen Sie statt öder All-inclusive-Ausflüge mit der Gattin für sich und die Jungs lieber einen Platz im Vorprogramm von Rockidolen Ihrer Jugend, von denen mehr als genug Ihre Karriere in düsteren Kellerclubs zu Ende reiten müssen und deswegen für finanzielle Zuwendungen immer zu haben sind. Lassen Sie sich dabei aber nicht auf das Vollprogramm des Reiseleiters ein. Es ist sicher ein Abenteuer, mal eine Nacht in einem Nightliner-Bus von einer Stadt in die andere zu reisen, dies allerdings gleich 14 Tage lang, inmitten einer Horde ungewaschener Mitfünfziger, zu tun, ist letztlich nicht vergnügungssteuerpflichtig. Ein ordentliches Hotel vor Ort und Anreise im eigenen SUV, federn manche Unbequemlichkeit der Reise ab und machen Tourneen zu einem Event-Spaß, den es in keinem Jochen-Schweitzer-Sortiment zu kaufen gibt.

NEIDFAKTOR

Rampenlicht: Faktor 10! Was kommt besser, als auf der nächsten Betriebsfeier mit der eigenen Band den Saal zum Eskalieren zu bringen oder beim Stadtfest auf der Rathausbühne die letzte Ballade vor dem Feuerwerk zu intonieren? Da bleibt den Golf-Fritzen und Oldtimer-Junkies unter Ihren Bekannten doch der Moet im Halse stecken, während deren Mädels Sie allesamt anschmachten. Schwer zu toppen!

GEHT GUT ZUSAMMEN MIT FOLGENDEN MÄNNERHOBBYS:

* EINE JUNGE FREUNDIN HABEN
* FESTIVAL HOPPING (INNENRAUM-TICKETS + MEET AND GREET MIT ALTSTARS)
* MOTORRAD FAHREN

ENTWICKLUNGSPOTENZIAL

BEST CASE: Sie investieren breiter in Ihr Hobby, lassen sich von Paul McCartney oder Elton John ein paar Songs schreiben, optimieren die Band und wagen sich mit größeren Summen an den Kauf von Bühnenzeit auf größeren Veranstaltungen. Mit der Ihnen eigenen Akribie und dem Willen zur Perfektion werden Sie sich so in absehbarer Zeit eine Fangemeinde erarbeiten, durch die Ihnen nun Auftritte gegen Bezahlung angeboten werden. Nach und nach steigert sich Ihr Bekanntheitsgrad, bis Sie den Platz in Ihrem eigenen Tour-Vorprogramm gewinnbringend an einen Midlife-Crisis geschüttelten Mittfünfziger verkaufen können, der sich hier noch mal seinen pubertären Traum vom Rockstar-Leben erfüllen will. Leute gibt's ...

WORST CASE: Sie glauben an die späte, große Karriere und geben Ihre gutbürgerliche Existenz zugunsten des Rock 'n' Roll-Traums komplett auf. Während Sie im Proberaum über dem Material für Ihr Debütalbum brüten, beginnen Ihre Mitmusiker, an Ihrem Geisteszustand zu zweifeln. Hinter Ihrem Rücken wird geredet und die Zusammenarbeit mit Ihnen dreht auf „uncool". Viel zu spät merken Sie, dass die Teilnehmer des Rockzirkus' auch nur tätowierte Spießer sind, die niemandem den Dreck unter den Fingernägeln gönnen. Kurz vor der ersten Tour steigt die Band aus, die Reviews zu Ihrer Platte sind ein Blutbad. Sie landen in kürzester Zeit bei Hartz IV und müssen in der Band eines Midlife-Crisis geschüttelten Mittfünfzigers einsteigen, um halbwegs über die Runden zu kommen.

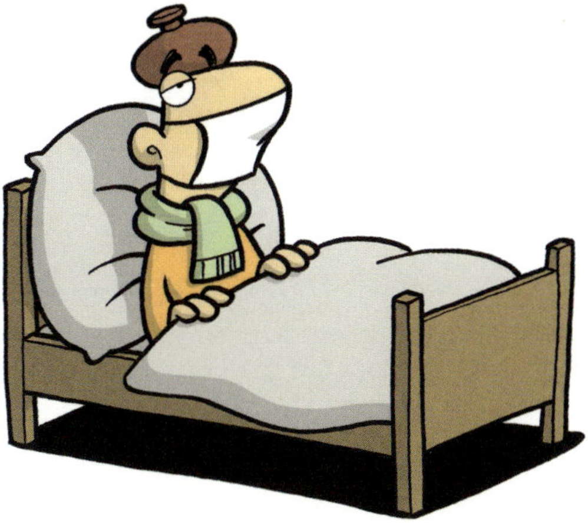

KOMPLEX ERKRANKEN

Wenn es in Ihrem bisherigen Leben einen Menschen gab, auf den Sie praktisch keinerlei Rücksicht genommen haben, dann war das – also außer Ihrer Frau, den Kindern und Ihren direkten Untergebenen – ja vor allem einer: Sie selbst! Immer bereit, in drei Sekunden von null auf hundert zu beschleunigen und total aus der Haut zu fahren, bis zum Zusammenbruch zu arbeiten und dann noch im Liegen weiterzumachen, Orga-Welten zu durchwandern, die nie zuvor ein Mensch betreten hat – das alles nur, damit es der Familie und Hund Toto gut geht und alle immer Brot und Butter auf dem Tisch haben. So viel Heldentum rührt zu Tränen und auch, wenn nicht mal die Hälfte davon stimmt, ist es kein Wunder, dass Ihr Körper für diese jahrelangen, unmenschlichen Belastungen der 40-Stunden-Woche jetzt Tribut zahlen muss. Der Mix aus Stress, Kantinenessen, Kaffee zum Hoch- und Schnaps zum Wiederrunterkommen hinterlässt Wunden, deren Heilung Sie sich jetzt endlich widmen können. Ein Kämpfer an vielen Fronten wie Sie bringt nun mal eine Vielzahl von bösartigen Verletzungen vom Schlachtfeld Büro mit nach Hause, die mit den Wald-und-Wiesen-Befunden eines Grundschulmediziners aka Hausarzt wie „Magengeschwür“ oder „Fettleber“ völlig unterdiagnostiziert und mit schnöden Empfehlungen wie „Treiben Sie mal ein bisschen Sport“ oder „Hören Sie auf zu rauchen“ nicht mal ansatzweise therapiert sind. Ihr Hausarzt ist definitiv zu simpel, Ihre Erkrankung dafür aber komplex und braucht darum eine ganzheitliche Annäherungsmethode.

WAS BRAUCHEN SIE?

Neben der Zeit für eine intensive, eigene **SYMPTOMANALYSE** und einem Google-Medizinstudium ist vor allem eine **PRIVATE KRANKENVERSICHERUNG** wichtig, die Ihnen bei akuten Schüben Ihrer komplexen Erkrankung sofortigen Zugang zu chefärztlicher Behandlung verhilft. Wer will schon in einem überfüllten Wartezimmer einen qualvollen, langsamen Tod sterben, nur weil er das falsche Stück Plastik im Portemonnaie mit sich herumträgt? Außerdem brauchen Sie immer eine **ZWEITE MEINUNG**, die im Idealfall von einer Koryphäe stammt, die mit dem Erstdiagnostiker in einem erbitterten Fachstreit liegt. Zugang zu alternativen **THERAPEUTEN** und Gesprächskreisen mit anderen Betroffenen runden ein Leben mit, nein, eher FÜR eine komplexe Erkrankung ab.

SPAßFAKTOR

Die Frage nach dem Spaßfaktor mag in diesem Kontext eher zynisch klingen, ist sie aber durchaus nicht. Eine komplexe Erkrankung enthält schließlich auch eine wichtige Botschaft: Das Leben ist endlich. Genieße es, solange du noch kannst. Jetzt, wo Sie der Medizin Rätsel aufgeben und Ihnen niemand schriftlich garantieren will, dass Sie, wie eigentlich geplant, gesund 100 Jahre alt werden, heißt es, diese Erkenntnis umzusetzen. Nutzen Sie die Zeitfenster der Beschwerdefreiheit für sauteure Übersee-Reisen, gönnen Sie sich eine kleine Geliebte oder ertränken Sie Ihre Sorgen in 2000er Chateau Pétrus. Es gibt nichts mehr, was Sie nun nicht tun dürfen, jetzt, wo Gevatter Tod offenbar seine knochigen Griffel um Ihre Seele gelegt hat. Sie werden sehen, dass hemmungslose Vergnügungen sogar einen lindernden Effekt haben und Sie inmitten von Orgien oder bei CL-Spielen im Stadion keinerlei Symptomatik haben werden! Glauben Sie den Dilettanten in den Krankenhäusern trotzdem kein Wort. Es ist nicht psychosomatisch. Es ist halt komplex und springt auf Trigger-Reize an, beispielsweise, kaum dass Sie Ihr Zuhause auch nur von Weitem sehen, geht es schon wieder von vorne los. Wie gut also, dass hemmungsloser Spaß hilft, Ihre Erkrankung besser zu beherrschen.

NEIDFAKTOR

In diesem Fall besser, Mitneidfaktor – einfach nur toll! Obwohl Ihre Bekannten ohne komplexe oder, genauer, ohne eine anerkannte komplexe Erkrankung Ihnen ob Ihrer Ausschweifungen die Syphilis an den Hals wünschen, sind sie gesellschaftlich gezwungen, nicht nur Verständnis aufzubringen, sondern sich obendrein stundenlang die detaillierten Schilderungen Ihrer Malaisen anzuhören und Ihnen on top für Ihren tapferen Umgang mit diesen Problemen auch noch öffentlich Respekt zu zollen. Autsch, das tut richtig weh!

GEHT GUT ZUSAMMEN MIT FOLGENDEN MÄNNERHOBBYS:

* SPIRITUELL WERDEN
* BETREUTE WELTREISEN
* TESTAMENTE DESIGNEN

ENTWICKLUNGSPOTENZIAL:

BEST CASE: Die ständige, intensive Auseinandersetzung mit Medizin und Therapietechnologie macht aus Ihnen einen echten Biotech-Crack, der am Ende nicht nur selbst eine hilfreiche Lösung seiner Probleme entdeckt, sondern nebenher auch Geld in die richtigen Start-ups gesteckt hat und von den Mördergewinnen gesund und munter da weitermachen kann, wo er einstmals als komplex Erkrankter aufgehört hat: Fun, Fun, Fun!

WORST CASE: Sie nehmen die komplexe Erkrankung viel zu ernst, bis Sie mit Ihrer viel zu pessimistischen Auseinandersetzung mit Ihren Gebrechen auch noch simpel, aber schwerwiegend, erkranken. So geraten Sie in die Fänge der Apparatemedizin und fangen sich bei Ihren vielen Krankenhausaufenthalten einen multiresistenten Keim ein, der Sie in eine monatelange Quarantäne zwingt und einen bleibenden Leberschaden hinterlässt, der Sie für den Rest Ihres Lebens zu Schonkost und Teetrinken zwingt. Da wäre man mit der komplexen Erkrankung besser ein bisschen lockerer umgegangen.

RENNRAD FAHREN

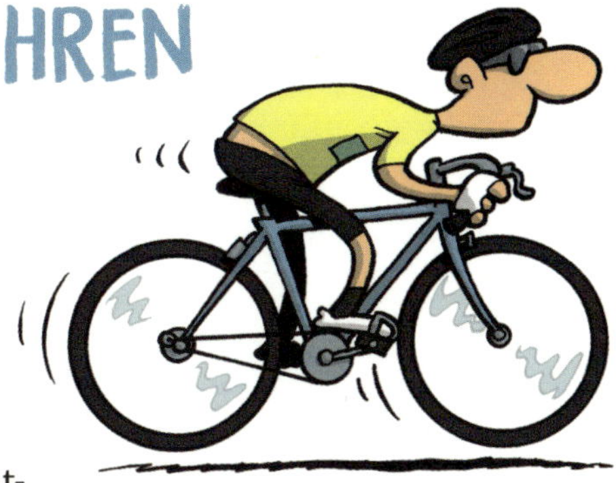

Es ist DAS Männerhobby der Jetztzeit, das Mittel der Wahl für einen bewegten Ritt aus dem Diesseits: der Drahtesel – völlig zu Recht die meistgenutzte Barke auf der langen Abschiedstour de Mort. Und zwar nicht trotz, sondern wegen der nahtlos aufeinander folgenden Dopingskandale, die zum Rennradsport gehören wie Luftpumpe und Klickschuhe. Drogen, Bestechung, Manipulationen – das Rennradfahren ist der Bad Boy Boogie unter allen Sportarten. Dagegen ist Leichtathletik ein Kindergeburtstag. Wer braucht da noch Netflix-Serien? Das ist aber noch längst nicht alles. Das Rennradeln bietet obendrein ausgezeichnete Schnittstellen zu anderen Männerhobbys. So gibt es ständig neue smarte Gadgets, die z. B. Ihre Biofunktionen schon während des Umkleidens kontrollieren und automatisch eine geschönte Version im Internet veröffentlichen, krasses Functional Clothing für every Training Season, und, last but not least, endlich eine belastbare Ausrede für den Riesen-SUV, den man halt braucht, um ein 250-Gramm-Fahrrad aus Carbon heil bis auf den Alpenhöhenpass zu bringen, wo man mit der Hightech-Maschine dann ein Selfie im Gelben Trikot machen kann – und zwar so, dass nur die Kulisse atemberaubend ist. So geil! Rennradfahren, das ist das Titan gewordene 21. Jahrhundert der Freizeitindustrie!

WAS BRAUCHEN SIE?

Die Frage müsste eigentlich lauten: Was brauchen Sie NICHT? Denn kaum ein Hobby bietet mehr Möglichkeiten, smart und locker mit seiner Kohle herumzuprotzen und den coolen Larry raushängen zu lassen. Um mit der schier unüberschaubaren Menge an Ausrüstung halbwegs klarzukommen, brauchen Sie in jedem Fall einen PREMIUM-RADSHOP, der Sie mit allem Nötigen für die Saison versorgt. Der sicherste Weg optimal ausgestattet zu werden, ist der, wortlos einfach alles zu nehmen und zu bezahlen, was der HÄNDLER Ihnen in die Hand drückt – auch, wenn merkwürdiger Beifang wie eine Goofy-Fahrradhupe oder ein Tigerenten-Helm dabei sein sollte. Der Mann muss schließlich auch leben, wenn er im Winter ohne Umsätze klarkommen muss und dann in seiner Finca auf Teneriffa sitzt und sich über seine Kunden kaputtlacht. Wirklich hilfreich ist auch eine der gerade angesagten SPORTVERLETZUNGEN gleich zu Beginn der Saison, die Sie glaubhaft daran hindert, mit der Leistungsgruppe Ihres Radsportvereins den Col de la Croix de Fer zu überqueren und Ihnen lediglich erlaubt, kurze Flachlandetappen auf den Radwegen Ihrer Region zu absolvieren. Diese Unit empfiehlt sich am besten sonntags, um möglichst vielen Spaziergängern die Möglichkeit zu schenken, mit lauten Rufen und Schreien Ihre WAHNSINNSPERFORMANCE durch den anspruchsvollen Parcours aus Kindern und Hunden zu feiern.

SPAßFAKTOR

Radfahren ist, selbst in homöopathischen Dosen, ein echter Kalorienfresser und macht den Weg frei zu einer

Ernährungsweise, die Sie als „altersbedingt unpassend“ eigentlich bereits ad acta gelegt hatten. Weizenbier und Grilladen gehören an das Ende jeder Ausfahrt einer vernünftigen Endzeit-Trainingsgruppe, so wie die zwei Doppel-Whopper zu Beginn die nötige Startenergie für Ihren 20-Kilometer-Höllentrip durch das Flachland Ihrer Heimat liefern. Das ist aus sportmedizinischer Sicht vielleicht hinterfragungswürdig, aber hey, um so einer wie Lance Armstrong zu werden, braucht man schließlich Eigenblut-Doping und EPO und keine vernünftige Ernährung. Radtouren wie die legendäre bayrische Biertour mit sorgfältig ausgesuchten Haxn- und Maß-Versorgungspunkten aka „Biergärten“ auf der gesamten Strecke sorgen für ein sportkulinarisches Erlebnis der Sonderklasse und beweisen, dass auch der Mann am Rande des Verfalls täglich sein Schwein haben kann – wenn er sich nur genügend abstrampelt.

NEIDFAKTOR

Die Jugendlichkeit des Rennrads, gepaart mit seinem augenfälligen Preis, bietet das Best-of-both-Worlds-Programm für Ihre alten Tage, bei dem wirklich alle etwas zu neiden haben: die Alten Ihren offensichtlich eisernen Willen fettfrei und austrainiert in die ewigen Jagdgründe einzugehen und die Jüngeren, die ein Bike wie das Ihre als feuchten Traum auf Ihrer meterlangen To-do-Liste einer ungewissen Zukunft haben. Wenn über das Training dann auch noch tatsächlich Gewicht reduziert und der ein oder andere Muskel aufgebaut werden kann, ist sogar eine späte Karriere als Senior-Model nicht ausgeschlossen. Damit wäre man definitiv am obersten Rand des machbaren Neidfaktors.

GEHT GUT ZUSAMMEN MIT FOLGENDEN MÄNNERHOBBYS:

* FASHIONISTA WERDEN
* EINE JUNGE FREUNDIN
* KOMPLEX ERKRANKEN

ENTWICKLUNGSPOTENZIAL:

BEST CASE: Sie entwickeln in kurzer Zeit ein feines Gespür für Ihre Ausrüstung und dafür, womit Sie Ihr Händler am profitabelsten über die Werkbank zieht. In kleinen Schritten beginnen Sie, Ihren eigenen und später auch die befreundeten Radsportclubs mit Klamotten, Rädern und Dopingsubstanzen zu versorgen, bis man auf Sie aufmerksam wird und Sie bittet, die deutsche Straßen-Olympia-Mannschaft zu betreuen. Ihre Anabolika-Arbeit ist so effizient, dass Sie am Ende sogar den Verbandspräsidenten Rudolf Scharping auf über 50 Wörter pro Minute bringen.

WORST CASE: Sie verbeißen sich in den sportlichen Teil der Angelegenheit, reißen täglich mindestens 100 Kilometer runter, richten Ihre Wach- und Ruhezeiten nach dem für Ihr Training optimalen Biorhythmus, beginnen sich diätisch zu ernähren und leben in einem Ganzkörper-Proteinbeutel. Kurz vor Ende Ihrer Giro-Vorbereitungen erleiden Sie einen Muskelfaserriss, einen Nervenzusammenbruch und kommen in eine therapeutische Einrichtung, aus der Sie nicht mehr entlassen werden, als man feststellt, dass Sie außer Radlerhosen und einem Satz gepunkteter Trikots keine Kleidung mehr besitzen und schon länger im Fahrradschuppen wohnen, wohin Sie Ihre Familie outgesourct hat.

EINEN PORSCHE FAHREN

Der Porsche – Gipfel deutscher Ingenieurskunst. Das Chanel No.5 unter den mit Verbrennungsmotor angetriebenen Fahrzeugen. Der Brioni-Anzug für die Straße in Metallic – Lackierung. Das Fahren eines Porsches ist nicht nur Hobby, es ist eine Philosophie, denn kaum ein anderes Automobil vereint die Exklusivität einer Edellimousine mit der Lässigkeit des Gebrauchsfahrzeugs und ist damit also eher eine Lebenseinstellung als reine Freizeitgestaltung. Porschefahren ist ein neoliberales Statement des „Immer-Schneller-Seins" und des ewigen Gewinnens, ohne dabei gleich die übertriebene Luden-Attitüde von Lamborghini oder Ferrari auf die Straße zu bringen. Porsche, das ist die deutsche Siegerurkunde des Lebens, das goldene Seepferdchen des Straßenverkehrs!

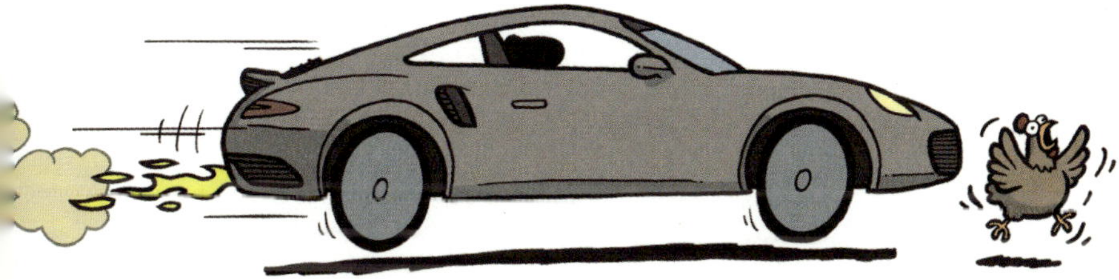

WAS BRAUCHEN SIE?

Abgesehen von belanglosen Nebensächlichkeiten wie einem gültigen FÜHRERSCHEIN vor allem das nötige KLEINGELD. Neben dem Anschaffungspreis schlägt schon der Anblick einer Porsche-Werkstatt gerne mal vierstellig zu Buche, außerdem sind regelmäßige Ausbesserungen des Lacks zur Beseitigung von Schlüsselkratzern mit zu budgetieren. Das zeitlose und damit modeunabhängige Design des Fahrzeugs und das verhältnismäßig kleine Angebot an Zubehör und Accessoires bei durchaus beachtlicher Lebensdauer machen einen Porsche im 10-Jahres-Schnitt aber sogar zu einem relativ preiswerten Männerhobby. Hilfreich ist des Weiteren eine gewisse **RESISTENZ GEGEN GESCHMACK,** denn es sind ja mitnichten die klassischen und sehr eleganten Carreras, die Sie zu einem richtigen Porschianer machen. Im Gegenteil! Boxster, Panamera oder Cayenne sind die Modelle, die neben dem sofort erkennbaren Kaufpreis auch die **UNGEZÜGELTE PROTZIGKEIT** eines Poliers mit Geld verströmen, die das besondere Porsche-Gefühl ausmacht. Ein Porsche, das ist eben nicht wie die Stadtvilla mit Park, sondern wie das einzige freistehende Reihenhaus in der ganzen Neubausiedlung!

SPAßFAKTOR

Mit mindestens 240 PS und allen Unbequemlichkeiten eines Rennwagens ausgestattet, werden hier Männerträume wahr. Umwelt, Gefährdung anderer, Rechtsbrüche im Straßenverkehr – was interessiert das schon beim Klang eines brüllenden V8-Motors, der nur darauf wartet, von der Leine gelassen zu werden? Den Blinker links raus und Lichthupe an – das weckt die archaischen Instinkte und kippt mehr Testosteron in Ihren Körper als der Anblick junger, nackter Weiber. Kein Wunder, dass Sie sich für die nicht mehr so richtig interessieren.

NEIDFAKTOR

Es gibt wohl kaum einen Luxusgegenstand, der hemmungsloser verspottet und lächerlich gemacht wurde und wird wie der Porsche, der metallgewordene Phallusersatz für den Mann, der nicht mehr kann. Genauer gesagt sind es ja seine Besitzer, die der öffentlichen Häme anheimfallen und dieser scheinbar schutzlos ausgeliefert sind. Man sieht also, kaum ein Hobby scheint besser geeignet, den Mitmenschen aus Neid die Galle hochkommen zu lassen, als der Kauf eines solchen Fahrzeugs. Porsche fahren, das ist die Demonstration der völligen Überlegenheit gegenüber dem Heer von anderen Baumarkt-Fuzzis, bei denen es gerade mal für einen Skoda oder Astra reicht. Sollen die Verlierer sich doch das Maul über Ihre mangelnde Potenz oder Ihr fehlendes Selbstbewusstsein zerreißen, Sie können es beim Dröhnen Ihres Achtzylindermotors ohnehin nicht hören. Kleiner Tipp: Parken Sie in Zukunft immer auf zwei Parkplätzen oder auf den Flächen für Menschen mit Behinderungen, installieren Sie am Wagen kleine Kameras und genießen Sie den Anblick der hasszerfressenen Visagen Ihrer Mitmenschen gleich zweimal. Gefilmt, bei der Beschädigung Ihres Lacks, und live vor Gericht, wenn sie dafür auch noch bestraft werden. Herrlich!

GEHT GUT ZUSAMMEN MIT FOLGENDEN MÄNNERHOBBYS:

* EINE JUNGE FREUNDIN
* SEGELBOOT FAHREN
* PRÄSIDENT DES FUßBALLCLUBS WERDEN

ENTWICKLUNGSPOTENZIAL

BEST CASE: Ihre Mitmenschen akzeptieren Sie als das, was Sie sind: Ein Mann, der gerne schnelle, teure und auffällige Autos fährt, deswegen aber noch lange kein schlechter Kerl oder impotent sein muss. Die anderen Männchen in der Nachbarschaft zollen trotzdem ausreichend Anerkennung für Ihren tollen Wagen, ohne Sie deswegen vom Grillfest auszuschließen oder miese Gerüchte über Sie zu verbreiten. Weil Sie diesen Traum regelmäßig träumen, glauben Sie ihn nach einer gewissen Zeit und werden für die Anfeindungen Ihres Umfelds unempfänglich.

WORST CASE: Aus der Innenraum-Ausstattung Ihres Premium-Fahrzeugs leiten Sie einen Lebensstil ab, der Ihre Verhältnisse schnell zu übersteigen beginnt. Am Ende sind Sie so pleite, dass Ihr Haus auf Sylt und Ihr geliebter Porsche während einer Ihrer Südsee-Kreuzfahrten gepfändet werden, derweilen ebendort Ihre Außenkabine vom deutschen Zoll versiegelt wird. Sie springen über Bord, werden von philippinischen Piraten aus der See gefischt und als Industriesklave nach Kambodscha verkauft, wo Sie dann Autohandschuhe für Porsche nähen.

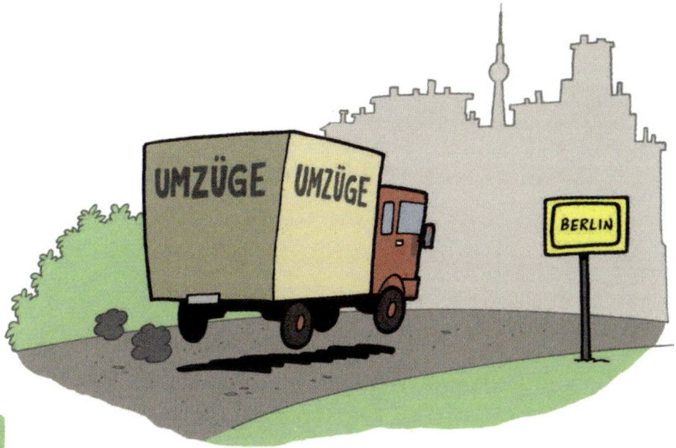

NACH BERLIN ZIEHEN

Der Wiedervereinigung sagt man ja so manches Negative nach, einen echten Vorteil hat sie uns aber gebracht: Deutschland hat seit 1990 wieder eine echte Weltstadt vorzuweisen. Berlin ist mindestens so hip wie New York, so cool wie London und vor allem: so abgerockt wie die Banlieues in Paris. Kein Wunder, dass es jemanden, der es in der Provinz so weit gebracht hat wie Sie, jetzt zum Puls der Zeit zieht. In eine Stadt, die niemals schläft und in der man für zehn Euro einen kompletten Rausch kaufen kann und nicht nur ein 0,1 Liter-Glas Rotwein wie bei Ihrem Edelitaliener um die Ecke. Ein Umzug nach Berlin ist eines der letzten verbliebenen wahren Abenteuer. Den Ballast und die Vorhersehbarkeit Ihres bisherigen Lebens hinter sich lassen, ein kleines Zimmer in einem der In-Kieze unserer Hauptstadt anmieten, sich dort auf der Straße einfach treiben und am späten Abend am Cotti ausrauben lassen – das ist der Stoff, aus dem zweite Lebensgeschichten gesponnen werden.

WAS BRAUCHEN SIE?

Je nach privater Ausgangslage von einem einfachen **MAKLER,** der Sie von Ihrer Riesenhütte am Stadtrand von St. Nirgendwo befreit, bis hin zu einem gewieften **ANWALT,** der allzu herbe Verluste durch eine gezielt vor Gericht durchgeführte Implosion Ihrer Beton-Ehe verhindert. Und natürlich: **EINE WOHNUNG,** sinnvollerweise in Berlin. Für einen Berlin-Anfänger am besten zunächst in einem der gut durchgentrifizierten Viertel wie Mitte, Friedrichshain oder Kreuzberg 36. Hier weht der Duft der großen weiten Welt und es gibt trotzdem Brezeln und Maultaschen wie dahoam. Wer sich gleich mehr zutraut, kann es mit dem Wedding oder in Neukölln in den Straßenzügen rund um die Rütli-Schule versuchen. Hier können Grundkenntnisse der arabischen Alltagskultur helfen, nicht gleich wegen eines unbewussten Fehlverhaltens niedergestochen zu werden. Was Sie aber in jedem Fall brauchen werden, sind **NEUE KLAMOTTEN.** Also neue, gebrauchte Sachen. Ihr bisheriger Dresscode weist Sie im dicken B sofort als Provinzpomeranze aus und selbst in Ihrem gewagtesten Casual Friday-Outfit wird Sie jeder Berliner Schalterangestellte für einen fundamentalistischen Spießer halten. Einfache Faustregel: Je derber die Verletzung jeder Ihnen bekannten Etikette, desto näher sind Sie am Großstadt-Chic. Adidas-Turnhose, Pullunder, Cowboystiefel und Flaschenbier sind **IDEALE ACCESSOIRES,** um aus einem gezähmten Vorstadtzwerg wie Ihnen zumindest optisch einen echten Asphalt-Cowboy zu machen.

SPAßFAKTOR

Wenn es in der westlichen Hemisphäre einen Platz gibt, der jedwedes Danebenbenehmen toleriert, ja sogar als Teil der eigenen Kultur versteht, dann ist es Berlin. So schräg können Sie sich gar nicht aufführen, dass Sie in der deutschen Hauptstadt irgendeine Aufmerksamkeit auf sich lenken könnten. Fahren Sie nackt Straßenbahn, tanzen Sie in einem Leinengewand ekstatisch auf dem Alex oder werfen Sie von der Spreebrücke mit Erdnüssen nach Touristen, es ist allen alles egal. Es soll sogar Zugezogene gegeben haben, die jahrelang ausschließlich in einer erfundenen Kunstsprache kommunizierten und am Ende sogar Bürgermeister oder Planungschef des BER geworden sind. Es war halt einfach egal. Wenn also Spaß für Sie das genaue Gegenteil von dem bedeuten sollte, was Sie so die letzten 30–40 Jahre durchgezogen haben, und Sie nun Ihre andere Seite ausleben möchten, ohne dafür gleich in einer geschlossenen Einrichtung untergebracht zu werden, dann ist Berlin Ihr Place to B.

NEIDFAKTOR

Weil sich mit einem ausgeflippten Lebensstil unter Ihren Altersgenossen leider nur bedingt punkten lässt, ist es von enormer Bedeutung, mit wem Sie so die ganze Nacht zum Tag machen. Gott sei Dank ist Berlin knallvoll mit B- bis F-Prominenz, die sich sofort in jedes Selfie schmeißen, um bloß nicht auch die kleinste Chance auf Aufmerksamkeit an sich vorbeiziehen zu lassen. Am einfachsten kommen Sie an entsprechendes Bildmaterial, wenn Sie sich einen netten Abend im Shangri-La der Berlin-Posse, im Borchardt, machen und sich dort als neuer

BILD-Redakteur zu erkennen geben. Die Ausbeute dieser einzigen Safari liefert Promi-Bilder für monatelange Facebook- und Instagram-Strecken und macht Sie in der alten Heimat zum bestgehassten Typen aller Zeiten!

GEHT GUT ZUSAMMEN MIT FOLGENDEN MÄNNERHOBBYS:

* EINE ROCKBAND GRÜNDEN
* MOTORRAD FAHREN
* BLOGGER WERDEN

ENTWICKLUNGSPOTENZIAL:

BEST CASE: Sie assimilieren und werden zu einem echten Berliner, sprechen nur noch Englisch, tragen einen Vollbart, trinken Latte mit Sojamilch und einem Schuss Absinth und planen auf Ihrem MacBook jeden Tag ein total krasses Projekt. Das ist der sicherste Weg, von verkrampften Vorständen irgendwelcher Hidden Champions aus der Provinzbracke zu unfassbar gut bezahlten Vorträgen mit Themen wie „Individualität" oder „Mach dich mal locker" eingeladen zu werden, wo Sie sich für jeden verquasten Unsinn wie „Gegen den Strom schwimmen ist mit dem Strom schwimmen" oder „Geld ist nur ein Resultat" feiern und von attraktiven Endzwanziger-Damen mit ins Hotel nehmen lassen können, denen so einer wie Sie noch in der Sammlung fehlt. Danach noch einen schönen

Joint zusammen durchziehen und dann wieder abtauchen in die Anonymität. Life's what you make it!

WORST CASE: Sie assimilieren und werden zu einem echten Berliner, das heißt, Sie sind notorisch schlecht gelaunt, obrigkeitshörig, wurstig und vor allem eines: Sie hassen Zugezogene. Irgendwann merken Sie, dass Sie selber nur zugewandert sind, verweigern darum den Kontakt zu sich und werden beim Versuch, vor sich selbst abzuhauen und die Straßenseite zu wechseln, von einem Bus überfahren. Einem Touristenbus, ausgerechnet, weswegen Sie nicht in den Currywurst-Himmel eingehen und sich dort an der ewigen Weißen mit Schuss und einer Schrippe laben können. Haben Sie ja auch nicht besser verdient, Sie Pafke!

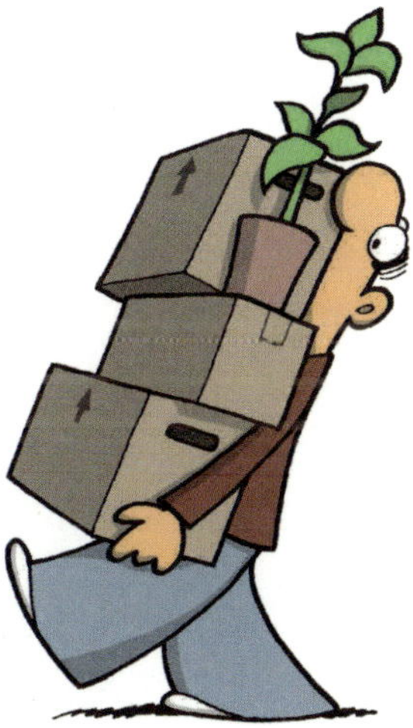

INS KLOSTER GEHEN

Dem Kloster klebt völlig zu Unrecht das Etikett an, todlangweilig und von vorgestern zu sein. Doch im Gegenteil, gerade heute und gerade für Sie können Klöster wieder ein großes Stück ihrer ursprünglichen Bestimmung wiedergewinnen, waren sie doch im Mittelalter nicht nur Hort des Glaubens und der Wissenschaft, sondern auch Auffang- und Versorgungslager für überflüssige Familienmitglieder. Für jemanden wie Sie, der zu Hause lediglich als Geldquelle wertgeschätzt wird, können ein oder mehrere Klosteraufenthalte darum eine wichtige spirituelle Erfahrung sein. Nicht alle Menschen finden Sie nervend, störend, unnötig oder voll peinlich, nein! Die Klosterguys widmen sich Ihnen mit Empathie und Aufmerksamkeit, schicken Sie früh zu Bett und wecken

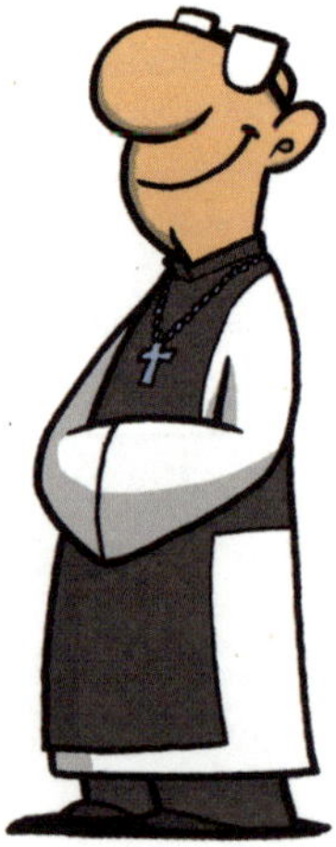

Sie mitten in der Nacht auf, um mit Ihnen dünne Brühen zu trinken und Ihnen Einläufe zu verpassen. Kurz gesagt, das Kloster ist das perfekte Bootcamp für Ihre Rückkehr nach Hause, wo es, neben der heimischen Feindseligkeit, wenigstens Fernseher, Bier und Lieferheld gibt. Der Keim der Dankbarkeit für die kleinen Dinge des Lebens – der Moment, in dem sich Ihre Ehefrau bei Ihrem Anblick nicht sofort angewidert abwendet oder wenn die Kinder Sie mal nicht lauthals auslachen – kann in einem Kloster angesät werden.

WAS BRAUCHEN SIE?

Ideal für Ihren Start in einem Kloster ist ein Mix aus MIDLIFE-CRISIS, LANGEWEILE und einer gewissen, saturierten PERSPEKTIVLOSIGKEIT. Ein desaströser Blutwerte-Befund und einhellig düstere Prognosen – auch von Zweit- und Drittmeinungen bezüglich Ihrer Restlaufzeit – helfen, den inneren Schweinehund auf die bevorstehenden Wochen der Entbehrungen vorzubereiten. GENÜGSAMKEIT ist für Sie nun leider eben mehr eine medizinische als eine moralische Kernkompetenz. Glaube oder eine allgemein religiöse Haltung werden, Gott sei Dank, nicht erwartet. Dafür aber REICHLICH BARES. Auch hier finden die Klöster langsam zum Spirit ihrer Gründerväter im Mittelalter zurück. Das Klosterleben selbst ist geprägt von erbarmungslosem VERZICHT. Wie viel Geld Ihnen dort für Wasser und kein Brot abgeknöpft wird, beweist einmal mehr, dass die jahrhundertelange Spitzenstellung der katholischen Kirche unter den kapitalistischen Weltunternehmungen nicht von ungefähr kommt. Respekt! Geben ist seliger denn nehmen – wo sonst sollte man den tieferen Sinn dieser Worte besser erspüren können, als bei einer 14-tägigen Fastenkur hinter dicken Klostermauern bei Thymianbädern und 750 Kalorien pro Tag für 2000 Euro?!

Spaßfaktor

Eingesperrt, alleine mit einem zwielichtigen Charakter wie sich selbst, dazu der kalte Wein-, Fett- und Zigarrenentzug, in einer eher lebensfeindlichen Umgebung mit einem Tagesablauf, gegen den jeder Tag im Hochsicherheitsknast wie ein Aufenthalt im Luxushotel wirkt – und das alles für einen Haufen Schotter. Wow! Also, das ist mindestens so geil wie die Besuche bei einer Domina, nur viel tageslichttauglicher, obendrein aber noch schmerzhafter und es geht auch viel länger. Gib 's mir, Bruder Sau!

Neidfaktor

Neun von zehn Hasspunkten! Ihr stoischer Weg in die freiwillig gewählte Freudlosigkeit, Ihre Abkehr vom lasterhaften Pfad der teuren Weinstuben und der hieran oft anschließenden billigen Mädchen hin zu einer meditativen Selbstfindung in einem weit entfernten Kloster, wo Ihre Familie Sie nicht einmal besuchen darf – davon träumen viele Ehefrauen und es munitioniert die täglichen Vorhaltungen der besseren Hälften in Ihrem weiteren Bekanntenkreis. Wenn Sie diese neue Wahrnehmung Ihrer selbst damit untermauern, dass Sie in Zukunft keine Klamotten von Proll-Marken wie Camp David, sondern einfache Leinenhemden tragen und statt dreckiger Witze nur noch Kalenderblatt-Sprüche zum Besten geben, wird Ihnen ohnmächtiger Hass Ihres kompletten Kumpelkreises entgegenschlagen, während Ihre eigene

Hippe an ihren Geifer fast erstickt, weil ihre Freundinnen ausgerechnet Sie als Role Model für ihre verderbten Ehemänner auserkoren haben. Mehr Ehre geht für den Mann nicht mehr!

GEHT GUT ZUSAMMEN MIT FOLGENDEN MÄNNERHOBBYS:

* SPIRITUELL WERDEN
* EINE SCHAFHERDE KAUFEN
* YOGALEHRER WERDEN

ENTWICKLUNGSPOTENZIAL

BEST CASE: Das gewinnmaximierte Geschäftsmodell „Kloster“ weckt Ihren Gründergeist und Sie finden einen Weg, Klosterküche und Einlauf to go in ein Franchise-Konzept zu packen. Ihre Kette „WaterBread“ rollt den Markt von hinten auf und als es Ihnen gelingt, ein Glas Luft erfolgreich in Ihre Produktkette einzufügen, werden Sie vom Time Magazin zum „Man of the Year“ gekürt.

WORST CASE: Ausgezehrt und auf Entzug, beginnen Sie in der auf dem Nachttisch liegenden Bibel zu lesen und glauben den ganzen Kram, der dort geschrieben steht. Sie wenden sich darum von den Erkenntnissen der modernen Wissenschaft ab, werden Kreationist und landen letztlich als Vizepräsident in der Regierung Trumps.

IRGENDWAS MIT FISCHEN

Indigene Völker haben häufig eine starke, spirituelle Bindung zur Tierwelt und messen dem Auftauchen von Tieren im Leben eine bestimmte Bedeutung bei. Diese sogenannten Totem sind dem Menschen Begleiter durch einen bestimmten Lebensabschnitt. Das Totem des Mannes im Niedergang ist der Fisch. Schweigend, ohne flüssige Nahrung dem Tode geweiht, stets bemüht durch allerlei bunten Tand aufregend oder betörend zu wirken und trotzdem in seiner kahlen Schuppigkeit eher abstoßend und grundlangweilig – kein Wunder, dass man als

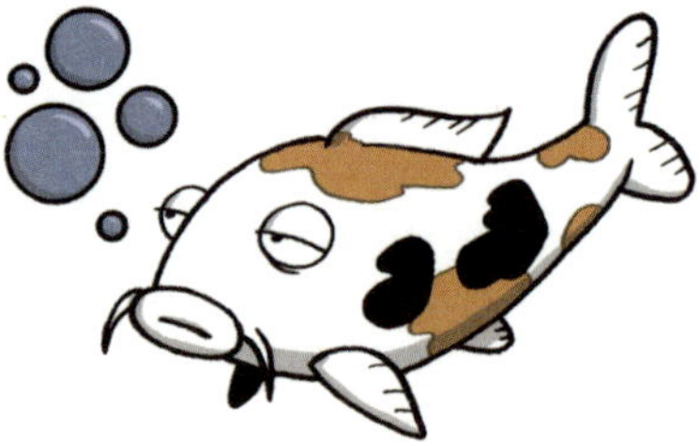

reifer Mann automatisch Solidarität und Mitgefühl für den glitschigen Kiemenatmer empfindet. Dabei ist der Fisch, wie der späte Herr ja auch, eine richtige Wundertüte und die Beschäftigung mit dieser Gattung bietet eine Range wie kaum ein anderes Männerhobby bis zum Tod. So hält lediglich das Waidhandwerk der Fischerei die letzten politisch korrekten Jagdtrophäen aus fernen Ländern nach und wenn Sie sich nicht gerade einen Delfin oder einen Blauwal als Trophäe ausgestopft an die Wand hängen, wird Ihnen niemand das gezielte Morden um des Mordens willen vorwerfen.

WAS BRAUCHEN SIE?

Das Themenfeld ist riesig und die AUSRÜSTUNG reicht von einer Serviette, um das tropfende Öl von den frittierten Calamari aufzufangen, bis hin zur eigenen Hochseeyacht mit integriertem Schockfroster für die Beute aus Ihrer semiprofessionellen Schleppnetz-Fischerei.

Wer sich dem Fisch verschreiben will, muss darum vorher KLARE PRÄFERENZEN setzen. Aber egal, ob man sich dem laichenden Gevatter lieber als Kaviar, Koi oder mit dem Köcher nähern möchte, der Fisch bietet als Grundthema für die letzten Jahre einfach alles, was ein Männerherz höherschlagen lässt. Er schmeckt exzellent zu teuren WEISSWEINEN und Champagner, er sieht sowohl im AUSSENTEICH als auch hinter der verglasten AQUARIUMSLANDSCHAFT im Wohnbereich super aus und lässt sich praktisch überall auf der Welt jagen – also auch dort, wo es außerdem noch Golfplätze, Nachtleben und riesige Sandstrände gibt. Dazu ist er reich an guten Omega-3-Fettsäuren (was Ihr Arzt gut findet) und schmeckt trotzdem wie ein Steak, wenn er aus dem Thun geschnitten wird (was man selbst gut findet).

SPASSFAKTOR

Elf von zehn Punkten auf der nach oben offenen Fun-Skala. Stundenlang in der Öffentlichkeit Dosenbier trinken und jeden böse anblaffen, wenn er sich in Ihrer Nähe auch nur räuspert, das darf Mann nur mit einer Angel in der Hand. Die Zucht von Zierfischen wiederum lässt weiten Raum für Ihre ästhetische Ader und bietet Platz für spannende Experimente. Vielleicht schaffen Sie es ja, Ottos legendärem Killerkarpfen das Leben zu schenken oder einen Koi zu züchten, der wie Flipper quietschen kann. Auf der Endverbraucherseite ist die Auswahl vom Backfischbrötchen bis zur Auster so groß, dass Sie nie wieder Obst oder Gemüse essen müssen. Die bunte Palette an gesunden Fischprodukten wie z. B. Hering in Mixed Pickles reicht völlig aus, um zwischen Ihren Wurstmahlzeiten für eine ausgewogene Ernährung zu sorgen.

NEIDFAKTOR

Da hemmungsloses Aufschneiden nicht von ungefähr den hübschen Namen „Anglerlatein" trägt und eine gesellschaftlich akzeptierte Grundeigenschaft des männlichen Fischers ist, kann man hier bei der eigenen Außendarstellung getrost alle Hemmungen fallen lassen. Sie und Steven Spielberg auf einem Hochseeboot, gemeinsam mit einem frisch gefangenen Weißen-Hai-Fischbrötchen, beim gemütlichen Binnensee-Angeln mit Clint Eastwood als Partner und Bruno Mars als Wurm oder einem fröhlichen Selfie nach der Auslöschung einer japanischen Großfamilie mit der Bildunterschrift: „Uppsi, mein erstes Kugelfisch-Sushi" – dank immer besserer Bildbearbeitungsprogramme sind Ihrer Fantasie für ständig frische Fisch-Fake-News im Netz keine Grenzen gesetzt.

ENTWICKLUNGSPOTENZIAL

BEST CASE: Sie entwickeln ein interdisziplinäres Interesse am Fisch und konstruieren eine Tiefseefisch-Trawler-Drohne, mit der Sie im großen Stil Laternenfische fangen, die

Sie sowohl an Sternerestaurants verkaufen als auch in Ihren neuartigen Druckfischbecken zur Zucht anbieten. Ihr Boot wird der Kassenschlager bei der nächsten Marine-Ausstellung und Laternenfisch das Kobe-Rind für Pescetarier. Alles richtig gemacht!

WORST CASE: Sie entwickeln ein Gefühl der Verbundenheit zur Kreatur, schwören dem Genuss, der Jagd und der Zucht der Kiemenatmer ab und werden militanter Kämpfer für die Lebewesen unter der Wasseroberfläche. Sie sind dabei auch noch so erfolgreich, dass die fischverarbeitende Industrie genug von Ihnen hat und Ihnen einen dauerhaften Platz bei Ihren Freunden, den Fischen, sichert.

GEHT GUT ZUSAMMEN MIT FOLGENDEN MÄNNERHOBBYS:

* EINEN KOCHCLUB GRÜNDEN
* KOMPLEX ERKRANKEN
* MOTORBOOT FAHREN

WINZER WERDEN

Wenn es in Ihrem Leben je einen echten Ausdauersport gegeben hat, den Sie mit Leidenschaft und nahezu verbissenem Ehrgeiz betrieben haben, dann war das WWG – Wein, Weib, Gesang. Der Triathlon des wahren Mannes und der Beweis, dass das starke Geschlecht durchaus Multitasking kann, wenn es die Challenge nur wert ist. Aber auch für jemanden wie Sie, der sich in diesem knallharten Wettbewerb mehrfach als Büro- oder sogar Vertriebsgebietsmeister durchsetzen konnte, sollte das bevorstehende Ende der aktiven, beruflichen Karriere auch auf dem Betriebssportgebiet ein langsames Auslaufen beim wöchentlichen Training im Nachtclub bedeuten. Vergessen Sie nie, selbst ein Lothar Matthäus konnte am Ende nicht die ganze Nacht durchspielen und jedes Mal einnetzen. Wir sind halt alle nur Menschen, sogar Sie. Zumindest biologisch gesehen. Um Ihren Körper aber mit der Nahtoderfahrung „abends, zuhause, nüchtern“

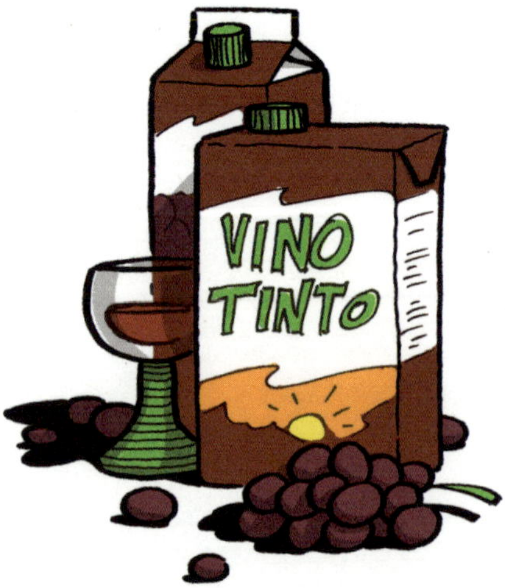

nicht allzu sehr zu stressen, empfiehlt sich ein langsames, gezieltes Abtrainieren der Partymuskelmasse durch bewusste Verkleinerung der Trainingsfelder – und den Wechsel an die Seitenlinie. Wer dabei die Möglichkeiten der Disziplinen des WWG-Mehrkampfs durchspielt und sich als Zuhälter nicht strafbar oder als Chorleiter nicht lächerlich machen möchte, dem bleibt letztlich nur die Wahl zu Stock und Rebe. Winzer werden, das bietet den gesellschaftlich sanktionierten Fluchtweg in den Dauerrausch, wo zwischen die morgendliche Fassprobe und die Abend-Degustation ganz problemlos zwei Fläschchen unter Freunden passen – ohne dass Sie deswegen jemand schief ansehen würde.

WAS BRAUCHEN SIE?

Neben der Anschaffung eines **WEINGUTS** empfiehlt sich dringend die Einstellung eines professionellen **ÖNOLOGEN,** der sich mit dieser ganzen Weinanbauerei fundiert auskennt. Die wichtigste Fähigkeit für Erfolg ist nun mal die **FÄHIGKEIT DES DELEGIERENS** und wer, wie Sie, eher produkt- und ergebnisorientiert denken und handeln sollte, muss sich mit diesem ganzen Öchsle-, Maische- und Kelter-Kram gar nicht erst abgeben. Let Nerdwork be Nerd's work! Ihre Rolle in diesem Spiel ist die des weinsinnigen Kreativen, auf dessen Bergen dic mythischen Rebstöcke der griechischen Götter neben den genmanipulierten **TURBOPFLANZEN** modernster Weinwissenschaft im Mondschein wilde Unzucht treiben und so Tropfen gebären, die in ihrer kantigen Komplexität und ihren ebenso erdigen wie auch blumigen Tanninen zwischen Tabak, Pflaume und Brotfrucht einen Geschmack erzeugen, der im Abhang genau zwischen Cabernet und Shiraz mit einer Note von Wurstwasser liegt.

SPAẞFAKTOR

Das Winzer-Dasein liefert 1-a-Basiswerte für den Alltag, denn es gibt nichts, was sich mit 0,5 Promille nicht irgendwie aushalten ließe. Das Gläschen Crémant am Morgen sorgt für eine verlässlich beschwingte Grundstimmung, aus der heraus es sich einwandfrei in den Tag hineinleben lässt. Weil Alkohol bis zu einer gewissen Menge durchaus befreiend wirken kann, bringen die Vormittagsstunden die nötigen Geistesblitze zur Vermarktung der sauren Plörre, die Ihr Kellermeister aus den pestizidverseuchten Trauben quetscht und die Sie selbst nie ohne den obligatorischen Löffel Zucker trinken würden. Das durch die geistigen Getränke zeitweilig entfesselte Wortfeuerwerk kann beim Verfassen von Werbetexten und Weinwertungen Momente höchster dichterischer Reinheit auslösen und Ihnen Glücksgefühle Goethe'scher Größe bescheren. Wenn's mal nicht so klappt, ist das Zertrümmern von Flaschen und Gläsern ein spaßiger, wenn auch deutlich destruktiverer Zeitvertreib. Dank Ihres allabendlichen Filmrisses fehlen Ihnen jeden Morgen die Erinnerungen, was definitiv verhindert, dass bei gleichbleibender Tagestaktung das Gefühl von Monotonie aufkommen könnte.

NEIDFAKTOR

Trunkenheit in der Jobbeschreibung – wer kann das schon vorweisen? Während Ihre Jahrgangskollegen peu à peu von Mutti und dem Onkel Doktor trockengelegt und auf die Ernährung eines Stallhasen umgestellt werden, gehören bei Ihnen Foie gras und schwerer Bordeaux zum basischen Handwerkszeug. Wenn man dann auch noch in der lokalen Presse für den Erhalt des Kulturgutes Wein über den grünen Rebstock gelobt wird, dann läuft garantiert nur bei denen die Galle über, die dagegen eigentlich Tabletten mit stillem Heilwasser einnehmen.

GEHT GUT ZUSAMMEN MIT FOLGENDEN MÄNNERHOBBYS:

* EINEN KOCHCLUB GRÜNDEN
* WEBER-GRILLKURSE BESUCHEN
* GÄRTNERN

ENTWICKLUNGSPOTENZIAL:

BEST CASE: Sie erkennen die Randpotenziale Ihres Weinguts und schlachten diese konsequent aus. Schließlich steigt jedes auch nur halbwegs genießbare Kantinenessen zu einem rustikalen Gourmet-Erlebnis auf, wenn man es zwischen den ungeheizten Backsteinsäulen Ihres Kellergewölbes an ahnungslose Touristen vertickt, die sich dort gegen die Eiseskälte mit den Heizdecken Ihres Kaffeefahrten-Partners eindecken, der Ihnen dreimal wöchentlich den Hof mit Rentnern überschwemmt. Durch geschicktes Hin- und Hermendeln Ihrer Gärprodukte ist Ihnen zudem ein Stoff gelungen, der sich einwandfrei sowohl als Tafelwein als auch als Essig etikettieren und vermarkten lässt. Alle greifen darum beherzt zweimal zu und weil niemand jemals aus der Essigflasche trinkt, bleibt die kleine Schelmerei lange unentdeckt. Bevor die Steuerfahndung und das Ordnungsamt zuschlagen, haben Sie alles längst nach Neuseeland verbracht, wo Sie sich auf einem schönen Weingut in Meeresnähe als Dauergast zur Ruhe setzen.

WORST CASE: Sie glauben, Sie seien eine Art Jesus und könnten Wasser zu Wein verwandeln. Ihr Edeltropfen „Kanaan" ist aber, trotz anderslautender Versprechungen auf dem Etikett weder seligmachend noch enthält er Alkohol. Weil Panschen in Deutschland eine Straftat ist, verhindert Ihre Vorstrafe, dass Sie woanders noch einmal neu angreifen können. Sie landen in Hartz IV vor dem Fernseher mit einer Tüte Lambrusco, der wenigstens die 15% hält, die er verspricht.

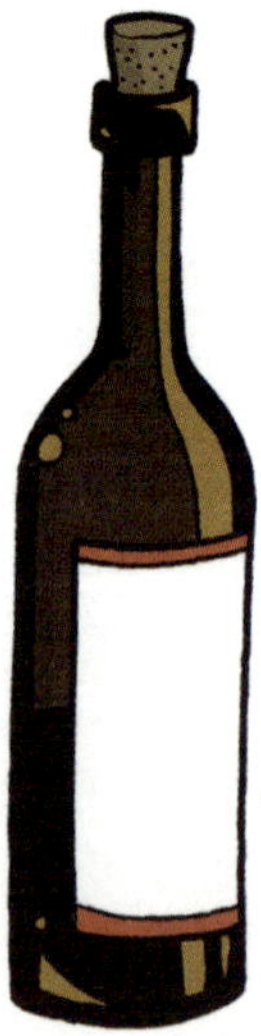

BETREUTES ABENTEUER KREUZFAHRT

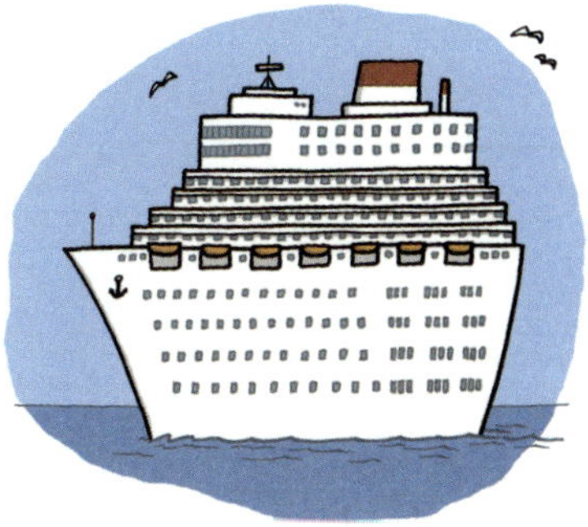

Die Welt gehört den Abenteurern und wenn es eine reizvolle Aufgabe für die Zielgerade des Lebens gibt, dann ist es definitiv das Wandeln auf den Spuren furchtloser Männer wie Erik dem Wikinger, Columbus oder Magellan, die mit ihren Booten die Weltmeere kreuzten und dabei neue Welten entdeckten. Okay, das mit den neuen Welten ist heute zugegebenermaßen eher schwierig, umso leichter aber geht dafür das maritime Kreuzen der Ozeane, für das zahlreiche Anbieter eine gigantische Flotte schwimmender Luxushotels nachhalten. Denn, Abenteuer hin oder her, spätestens nachmittags kann es ruhig mal ein Cocktail zur Entspannung und ein Stückchen Kuchen für die Seele sein. Denn wer wie Sie ein ganzes Arbeitsleben lang jeden Morgen das Böse der Welt in den Augen seines Vorgesetzten gesehen hat und zahllose Hinrichtungen beim Montagsmeeting miterleben musste, der braucht keine echten Gefahren mehr. Wer in den Zoo geht, will schließlich auch nicht vom Löwen gefressen werden, sondern sich nur ein bisschen fürchten. Genau dafür eignet sich das Hobby Kreuzfahrt perfekt. In einem ausgewogenen Mix aus alternativlosen Fressorgien auf hoher See und gut getimten Tagesausflügen in pittoresken Gegenden der dritten und vierten Welt, staunt der Tourist über die heitere Gelassenheit der bettelarmen Landbewohner ebenso wie über die Tonnen von Lebensmitteln, die ihm anschließend auf endlosen Büffettischen angeboten werden. Knallharte Extreme, die nicht jeder aushält. Aber es ist eben auch nicht jeder zum Abenteurer geboren. Da muss man auch schon mal was einstecken können. Auch, wenn man eigentlich schon satt ist.

WAS BRAUCHEN SIE?

Ein KLEINKREDIT von 20000 Euronen reicht völlig aus, um die ganze Welt per Schiff zu bereisen und dabei mindestens zehn Kilo zuzunehmen. Je nach Höhe Ihrer durchschnittlichen Wohn- und Lebenshaltungskosten ist es möglicherweise sogar eine Alternative, Ihren HAUSSTAND aufzulösen und ganzjährig auf Kreuzfahrten umzusteigen. Die Vorteile sind evident und liegen auf der Hand: Erstklassige Küche, medizinische Top-Betreuung und das alles vor den schönsten Kulissen der Welt mit regelmäßig wechselnden Nachbarn aka Mitreisenden. Markenkleidung gibt es beim Landgang in Fernost direkt aus der Fabrik für ein Zehntel des Händlerpreises, der Alkohol an Bord ist nicht nur all inclusive, sondern auch allgegenwärtig. So gesehen ist es eigentlich ein Wunder, dass in Städten wie Bottrop noch Menschen über 50 leben und Frührentner nicht generell von der Regierung auf Kreuzfahrtschiffe ausgelagert werden. AIDA statt RIESTER!

SPAßFAKTOR

Leider leicht eingeschränkt.

Letztlich gibt es nur sieben Kontinente und sieben Weltmeere. Hat man die durch, kann es durchaus zu

Wiederholungen kommen. Auch sind die Variationsmöglichkeiten von Lebensmitteln endlich und damit ist der Tag unausweichlich, an dem das Überraschungsbüffet die gleiche Zusammenstellung hat wie das Silvestermenü auf der Kreuzfahrt vor zwei Jahren. Wer an diesem Punkt angekommen ist, kann auf Flusskreuzfahrten umsteigen, wo bei gemächlichem Tempo genug Zeit ist, die vielen Fotos Ihrer Hochsee-Crusies zu durchforsten.

NEIDFAKTOR

Gerade bei Langzeit- oder Viel-Cruisern immens, besonders, wenn man neben der allfälligen Veröffentlichung der Fotostrecken auf Facebook und Instagram nebenbei erwähnt, worauf man während dieses Hochseeabenteuers verzichten muss: aufs Einkaufen, Streit mit den Nachbarn, Schmuddelwetter, im Stau stehen, putzen, Schlange stehen, Knöllchen, Rechtsfahrer usw.

GEHT GUT ZUSAMMEN MIT FOLGENDEN MÄNNERHOBBYS:

* BLOGGER WERDEN
* EIN BUCH SCHREIBEN
* YOGALEHRER WERDEN

ENTWICKLUNGSPOTENZIAL

BEST CASE: Sie führen ab dem ersten Tag Ihrer Kreuzfahrten ein Tagebuch, indem Sie sämtliche Fehlleistungen und Ordnungsprobleme an Bord penibel mit Fotos dokumentieren. Mit der Zeit erwerben Sie immer mehr Insiderwissen, das Ihnen auch den Blick auf die versteckten Mängel öffnet. Auf diese Weise sammelt sich derart erdrückendes Belastungsmaterial an, dass Ihnen verschiedene Reedereien lebenslange Kost und Logis anbieten, wenn Sie auf eine Veröffentlichung verzichten. Schlagen Sie ein, bezahlen Sie von dem so gesparten Geld einen Bodyguard und Vorkoster als Reisebegleiter und gleiten Sie entspannt auf dem Oberdeck des Lebens der untergehenden Sonne entgegen.

WORST CASE: Der Aufenthalt auf See verleitet Sie zu dem Irrglauben, eine maritime Ader zu haben. Sie wechseln die Seiten von Ober- auf Unterdeck und heuern bei einem Reeder an. Leider verwechseln Sie dabei Hochsee-Kreuzfahrt mit Hochsee-Fischerei und landen auf einem Crawler, auf dem Sie monatelang im Akkord Fische aussortieren, Decks schrubben und vor den Übergriffen der völlig verrohten Besatzung flüchten müssen. Als Sie wieder an Land sind, stellen Sie fest, dass Ihre gierige Verwandtschaft Sie für tot hat erklären lassen. Sie müssen mittellos zurück aufs Meer und ähneln bald immer mehr Stiefelriemen-Bill aus „Fluch der Karibik“.

WEBER-GRILLKURSE BESUCHEN

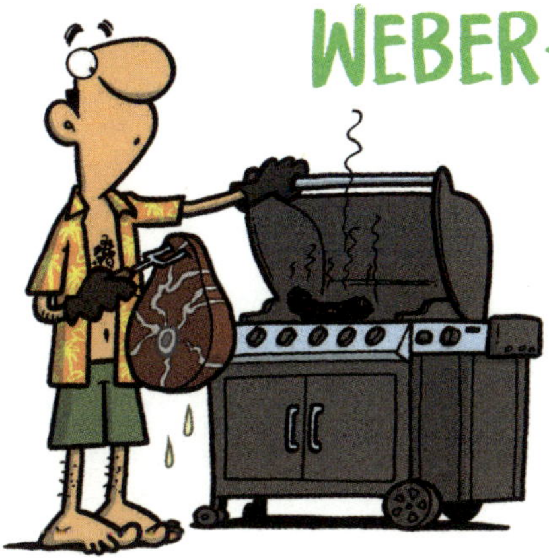

Das tiefe Bedürfnis, Tierteile auf offener Flamme zu grillen, ist so alt wie der Mann selbst und das Triptychon aus Fleisch, Hitze und Marinade ist unauslöschlich in der XY-DNA verankert. Andere Männer Ihres Alters mögen darum vielleicht auch mal ein Steak verbrennen können, aber nur wenn SIE sich einem Grillrost nähern, dann weinen die Schweine im Himmel, denn Sie haben nun die Gewissheit, dass sie sich wenigstens nicht umsonst haben in Scheiben schneiden lassen. Allerdings haben findige Marketingmenschen sogar das männliche Urhobby „Grillen" mittlerweile komplett „gelifestylt" und aus der früher recht einfachen Kombi „Schweinenacken – Holzkohle – Dosenbier" eine regelrechte Wissenschaft gemacht, der sich auch ein Michelangelo des Brutzelns wie Sie nicht mehr verschließen kann, wenn er nicht als primitiver Urzeitkoch an den Bratwurststand des Fußballclubs verbannt werden will. Besonders wertig sind hier die Angebote des Grillherstellers Weber, der neben Premiumgeräten für alle Hitzequellen sogar eine eigene Grill-Academy nachhält, wo die wichtigsten Kopfschlächter der Nation über die Geheimnisse des Dry-Agings und des Avocado-Dips referieren. Die regelmäßige Teilnahme an Treffen der Academy führt Sie in die geheimen Künste des Smokens,

Räucherns und Wintergrillens ein, schärft Ihre Instinkte mit Chili-Knoblauch und macht aus Ihrem gigantischen Talent am Schwenkgrill ein Genie am Smokey Mountain Cooker.

WAS BRAUCHEN SIE?

Klare Sache: einen Weber Grill. Oder genauer, JEWEILS einen **WEBER GRILL,** denn die jeweiligen Performances auf Gas, Elektro oder Holzkohle unterscheiden sich so grundsätzlich voneinander, dass man unmöglich alle Spielarten des Weber-Grillens auf nur einem Gerät realisieren könnte. Neben diesen Basics empfiehlt sich jeweils ein durchgängiger Satz an **PFLEGEPRODUKTEN** und den richtigen **HANDSCHUHEN, SCHÜRZEN, SPIEßEN** und **ZANGEN.** Weber-Grillen ist durch diese Grundausstattung kostenseitig das Golfen unter den Kochhobbys. Aber Sie wissen ja, was nix kost, isst nix. Das gut fünfstellige Investment lässt sich in der Folge ganz gut durch den Kauf von Fleisch, Fisch und anderer Zutaten beim **BILLIG-DISCOUNTER** oder durch Abholung bei der Tafel halbwegs abfedern. Mit dieser Grundausstattung sind Sie nun in der Lage, alle Angebote der Weber-Grill-Academy wahrzunehmen und die hier gewonnenen Erkenntnisse zu Hause vor den staunenden Nachbarn nachzukokeln.

SPAßFAKTOR

Marlboro-Mann-Level! Der Umgang mit Grills öffnet die Prärie Ihres Herzens und der rußige Geschmack von zu lange geschmortem Fleisch bringt Kindheitserinnerungen zurück, als Mama und Papa Sie einst unter Tränen zwangen, das völlig verkohlte Würstchen vom Stock runterzubeißen, weil man a) an dessen pechschwarzem Zustand selbst schuld war und b) die Kinder in Afrika froh wären, wenn sie ein schwarzes Würstchen hätten (… äh … also … natürlich Rostbratwürstchen … das haben Sie hier nicht gelesen!) Neben diesen romantischen Flashbacks sind die Weber-Grill-Jungs auch nie um einen Tipp für den richtigen Weber-Grill-Rotwein und das beste Weber-Grill-Draft-Beer verlegen. Ein 360-Grad-Service, von dem sich viele andere Lifestyle-Anbieter eine fette Scheibe Roastbeef abschneiden könnten!

NEIDFAKTOR

Eine Einladung in Ihr privates Weber-Grill-Adventureland, mit fünf verschiedenen Grillstationen und marinierten Köstlichkeiten aus aller Welt, lässt den meisten Bauhaus-Grillzangen die Schweinebäckchen gewaltig runterfallen. Wenn Sie zum Ende der Demonstration Ihrer nahezu unbegrenzten Grillmittel den Weber-Grillpfad verlassen und den Fire Magic Echelon für schlappe 15K in den Garten fahren, auf dem mehrpfündige T-Bone-Steaks auf ihren Verzehr warten, bleibt dem neidischen Nachbarn nicht mal mehr genug Galle, um den dazugehörigen Majo-Dipp ordnungsgemäß zu verdauen.

GEHT GUT ZUSAMMEN MIT FOLGENDEN MÄNNERHOBBYS:

* WINZER WERDEN
* EINE SCHAFHERDE KAUFEN
* EINEN KOCHCLUB GRÜNDEN

ENTWICKLUNGSPOTENZIAL:

BEST CASE: Ihre Erziehung erinnert Sie daran, dass Sie eigentlich nichts zu verschenken haben und Sie beginnen, die Einladungen zu Ihren Grillorgien in kostenpflichtige Seminare zu verwandeln. Um hier nicht in einen Rechtsstreit mit den Weber-Grill-Spacken zu geraten, die am Ende ja auch nur mit Wasser schmoren, melden Sie Ihr eigenes Label „Rebew“ beim Patentamt an. Ihre DIY-Geräte – gebaut aus Wäschespinnen, Gullideckeln oder, Freestyle, ohne Gitter direkt auf dem offenen, woodmade and paperpushed Campfire – machen Sie zum Hipster-Papst unter den Grill-Anbietern. Ihre regional geprägten Protein-Dips aus Regenwurm, Kastanie und Ameise-Hagebutte zwingen beim Verkaufsstart den Server Ihres Online-Shops in die Knie.

WORST CASE: Diese Erfolge steigen Ihnen zu Kopf und Sie wagen sich zu weit in die letzten Tabuzonen unseres kulinarischen Miteinanders. Den gefüllten Schwanenhals lässt man Ihnen noch missbilligend durchgehen, bei der Cat-and-Dog-Grillnacht allerdings überspannen Sie den Bogen und werden von militanten Tierschützern nicht nur massiv vermöbelt, sondern zum Verzehr von rohem Hundefleisch gezwungen. Die Würmer töten Sie nicht, sorgen aber für eine schwere Hirnhautentzündung, wegen der Sie nicht mehr alleine in die Nähe von offenem Feuer gelassen werden können. Grillen ist für Sie zukünftig nur noch ein akustisches Erlebnis.

YOGALEHRER WERDEN

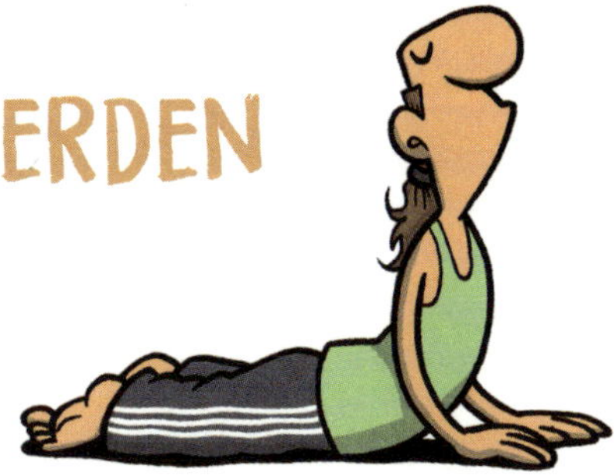

Auch wenn der technische Fortschritt rasend schnell voranschreitet und es sicher eines nicht mehr allzu fernen Tages auch Menschenteile aus dem 3-D-Drucker geben wird – die Wahrscheinlichkeit, dass Sie es bis zuletzt in Ihrer Originalhülle werden aushalten müssen, ist bei Ihrem Tachostand leider die größte anzunehmende. Da scheint ein bisschen mehr Augenmerk auf die Hardware nicht die schlechteste Idee zu sein und wenn Sie sich schon mal auf den Weg machen, Ihren Körper weniger als Müllkippe und Kleiderständer und mehr als pflegeintensives Möbel zu betrachten, steht einer letzten Karriere als Yogalehrer nichts entgegen. Yoga, oder wie es früher hieß, Frühsport, gehört zu den Dauerbrennern unter den hippen Lifestyle-Hobbys bis zum Tod. Bis unter den Rand gefüllt mit asiatischer Lebensweisheit und vielen, tröstlichen Reinkarnationsgedanken sind Turnfiguren wie Heldenhaltung, der Bogenschütze oder die Standwaage nicht nur körperliche Übungen, die leicht in den Alltag zu integrieren sind, sondern der Einstieg in Ihr nächstes Leben als Weiser, „Der-lächelnd-den-Morgen-tanzt“. Oder so. Jedenfalls bietet Yoga schon nach kurzer Auseinandersetzung mit den entsprechenden Bewegungsanleitungen enormes Entwicklungspotenzial, sowohl wirtschaftlich als auch sozial – und: Es hält Sie gelenkig. Ein Riesenvorteil, wenn Sie sich z. B. eines Tages mal beim Einbruch in eine Bank durch ein dichtes Netz von Laserschranken schlängeln müssen, so wie Tom Cruise in „Mission: Impossible". Alltagstauglicher kann Sport also kaum sein.

WAS BRAUCHEN SIE?

Es ist eigentlich ein Witz und wirklich irgendwie ziemlich unsmart, was dieses Hobby voraussetzt: einen **KÖRPER**, eine **MATTE**, **15 MINUTEN** pro Tag. Na ja, halt nicht so richtig prall. Ein typisches Hartz-IV-Hobby, möchte man meinen. Da ist sogar das Sammeln von Briefmarken und Schmetterlingen oder der Unterhalt einer Ameisenfarm aufwendiger und exklusiver. Aber schon mit der ersten Asana, dem Sonnengruß, entfaltet die Kunst des Biegens und Wiegens ihre volle, fernöstliche Mystik und Eleganz. Yoga macht aus Ihrem Alltag eine einzige Achtsamkeitsübung, in der selbst simpelste tägliche Verrichtungen wie Doof-Rumstehen-und-auf-den-Bus-warten „Tadasana" und Besoffen-vornüber-fallen-und-nicht-mehr-aufstehen „Adhvasana" heißen und einem dadurch das Gefühl geben, aus dem Nichts zwei Karma-Stufen zugelegt zu haben. Yoga ist obendrein ein Sport, dessen **FACHVOKABULAR** das Wording eines Medizinstudiums wie primitivsten Straßenslang aussehen lässt und darum nicht nur die gramen Gelenke, sondern auch die grauen Zellen trainiert. Gelenkig, schlau und grau – wie sexy ist das denn?!

SPAßFAKTOR

Ein schöner Rücken kann auch entzücken, vor allem, wenn es der eigene und der wiederum völlig schmerzfrei ist. Da lassen sich die im Yoga reichlich verpackten Spaßbremsen wie Ingwer- statt Jagertee oder Bauchbrücke statt Bauchfüllen irgendwie verschmerzen, wenn man sich nicht den ganzen Tag daranhält und spätestens ab 17 Uhr ein striktes Yoga-Cancelling durchzieht, das oftmals nur mit einer gut dosierten Menge Combinazione und Grappa beim Italiener um die Ecke auszuhalten ist. Auf der Suche nach der eigenen Mitte muss man eben die beiden Seitenräume dazu kennen!

NEIDFAKTOR

Yoga ist nicht nur ein Fitness-, sondern auch ein Reisetrend und einige Resorts, wie zum Beispiel das auf Maui, bieten für schlappe 2500 Dollar fünf Tage echte Topkulissen für einen entspannten „Kranich" oder „Gestreckten Adler", die Übungen „Delfinschwimmen" und „Cocktailparty" inklusive. Wer den Neid unmittelbarer und spürbarer braucht, findet nach nur wenigen häuslichen Übungen sicher bei einer Geburtstagsparty im persönlichen Umfeld eine Gelegenheit, seine neue gelassene Lebenshaltung anhand kleiner Übungen mit unaussprechlichen Namen zu demonstrieren, eine Ingwerknolle zu kauen und so das Leben der verheirateten Mitmännchen noch mal ein kleines bisschen mieser zu machen.

GEHT GUT ZUSAMMEN MIT FOLGENDEN MÄNNERHOBBYS:

* EIN KLOSTER BESUCHEN
* EIN BUCH SCHREIBEN
* EINEN MARATHON LAUFEN

ENTWICKLUNGSPOTENZIAL

BEST CASE: Dieses ganze Geturne bekommt Ihnen gut, Sie finden Spaß an einer bewussteren Lebensart und entdecken, dass die menschliche Existenz mehr bedeuten kann als materiellen Besitz, möglichst viele Brückentage und üble Nachrede. Sie fangen an, sich für eine wichtige Sache zu engagieren. Zum Beispiel die Besteuerung von Finanztransaktionen. In kurzer Zeit werden Sie mit Ihrer friedlichen, aber unnachgiebigen Art Hoffnungsträger für Millionen Menschen, die Ihnen den Namen „Mahatma" geben. Am Ende lenkt die Bundesregierung ein und verlässt zusammen mit den fiesen Bankern und Autolobbyisten das Land. Sie bekommen den Friedensnobelpreis.

WORST CASE: Sie halten sich nach einiger Zeit wegen der morgendlichen Stretches und dem Verzicht auf Weizenmehl für einen Asketen und Yogi, der auch die höheren Stufen der Körperbeherrschung erklimmen kann und betten sich darum eines Nachts auf ein Nagelbrett. Die Verletzungen sind vielfältig, aber nicht lebensbedrohlich. Sie sind trotz der furchtbaren Schmerzen dankbar dafür, dass Sie nicht, wie zuerst geplant, vor dem Zubettgehen das Schwert geschluckt haben.

EIN START-UP GRÜNDEN

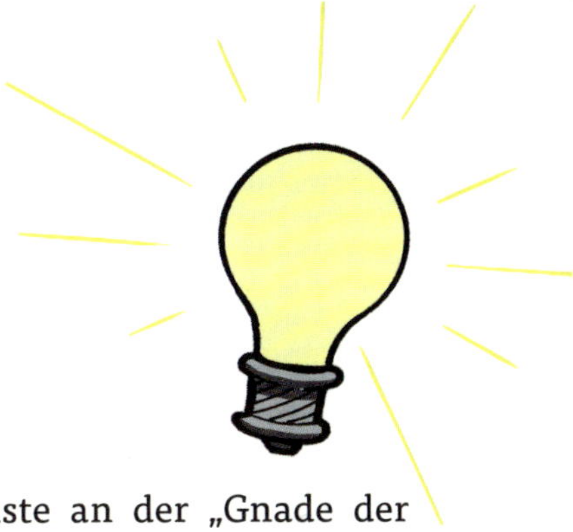

Wissen Sie, was das Gemeinste an der „Gnade der späten Geburt“ Kohl'scher Lesart ist? Dass diese Gnade für Sie immer noch 30 Jahre zu früh kam und Sie nun darum zusehen müssen, wie eine grenzdebile und degenerierte Nachfolgegeneration mit einer Technik rumstümpern darf, mit der Sie zu Ihrer Zeit das Zeitreisen erfunden hätten und nicht Hasenöhrchen-Apps für den Snapchat-Channel. Auch wenn dieser Umstand technischer Vergeudung ein weiterer Beweis für die Existenz Gottes, seines merkwürdigen Humors und leicht abseitigen Charakters ist, bleiben Ihnen als „Digital Immigrant“ trotzdem immer noch alle Möglichkeiten, mit der Digitalisierung doch noch stinkereich zu werden. Denn im Gegensatz zu den Smartphone-Junkies, die auf einem Taschencomputer Pornos gucken, mit dessen Rechenleistung Reagan in den 80er-Jahren seine SDI-Träume kontrollieren wollte, verfügen Sie über einen Skill, der diesen Bildschirm-Wischlappen völlig verloren gegangen ist: Sie haben Fantasie! Und Sie haben „Raumschiff Enterprise“ gesehen – und zwar alle Folgen! Dieser Mix aus gelebter Erfahrung, dem Wissen von Mr. Spock und der Langweile nach 14 Uhr im Büro ist der Treibstoff für Ideen, die noch vor zehn Jahren als wirre Fieberträume abgewatscht worden wären, heute aber lediglich eine Pausenarbeit für Informatikstudenten sind. Gründen Sie darum ein Start-up und folgen Sie dabei der wichtigsten aller Gründerregeln: Go to the bank, take the money, run, Forrest, run!

WAS BRAUCHEN SIE?

Eigentlich nur eine IDEE. Diese Idee muss allerdings eine entscheidende Frage hervorrufen: „Wie, das gibt es nicht?“ Die Antwort „Natürlich nicht, das ist physikalisch unmöglich“, zählt heute dabei nicht mehr. Seit ein Smartphone jeden Schachweltmeister in zehn Zügen besiegen kann, sind die Grenzen des Machbaren in eine neue Dimension verschoben worden. Ob Sie nun also einen Pizzaservice mit selbst fliegenden Pizzen oder einen Kleiderschrank, der überflüssigen Beifang vom Shopping sofort vernichtet und entsorgt, planen, ist eigentlich egal. Wichtig ist nur: Gibt es das noch nicht? Und: Wie macht man eine App daraus? Der Rest ist ein Kinderspiel. Sie gehen an eine handelsübliche UNI, lassen sich von einem pickligen INTERNETTIE-KIND (gegen Vorkasse einer kleiner Studigebühr für dessen spätere Nutzung als Bachelor-Arbeit) ein Konzept schreiben und gehen damit zu einer Bank. Der Rest folgt der wichtigsten aller Gründerregeln: siehe oben.

SPAßFAKTOR

Start-ups sind der endgültige Jungbrunnen und wer von den Milchschnitten in den Co.-Working-Spaces als ein echter Start-Upper akzeptiert worden ist, dem schlägt nicht nur Bewunderung, sondern wahrhafte, nahezu religiöse Verehrung entgegen. „Sieh dir den an, voll alt, voll analog, voll wie mein Alter – aber ein Start-up-Unternehmer. Wow!“ Ein gezielt gestreutes Gerücht, der uneheliche Halbbruder von Steve Jobs zu sein, tut dazu sein Übriges. Die Freude, von jungen Menschen endlich mal wieder nicht nur als lästiges, aber finanzstarkes und deswegen notwendiges Übel, sondern als gleichwertig anerkannt zu werden, ist mit Geld halt nicht zu bezahlen. Sie wissen das, denn Sie haben genau das zu Hause jahrelang versucht. Junge Menschen als Freunde halten jung und wenn die morgendliche Ibuprofen 800 erst einmal wirkt, dann braucht dieser zweite Frühling nie zu enden.

NEIDFAKTOR

Ihre Freunde gehen zum Kieser-Training oder fliegen schon wieder an den Playa Narkotika am Nordstrand von Mallorca, wo beinahe so viel Party ist wie am heimischen Zentralfriedhof. Sie hingegen fahren mit dem Longboard zum disruptiven Angriffsmeeting einer neuen, krassen Idee und die Kinder Ihrer Freunde sind auch alle da, um Ihre Meinung zu hören und abfällig über ihre Eltern zu reden, was Sie natürlich via Facebook live direkt in die untoten Vorruhestandshütten Ihrer Altersgenossen übertragen – tja, wie weh soll es denn noch tun?!

GEHT GUT ZUSAMMEN MIT FOLGENDEN MÄNNERHOBBYS:

* BLOGGER WERDEN
* NACH BERLIN ZIEHEN
* FASHIONISTA WERDEN

ENTWICKLUNGSPOTENZIAL

BEST CASE: Ihre Lebenserfahrung sieht natürlich den rasanten Verfall neuer, digitaler Unternehmen, die von eben dem technologischen Tsunami hinweggespült werden, der Sie gerade noch auf die Spitze der Welle gehoben hat. Darum ist Ihr Start-up total langweilig und bedient irgendeinen Nischenmangel, der ohne Ihre Idee vielleicht nie aufgefallen wäre. Jetzt haben SIE aber nun einmal eine Lösung, für eine weitere lohnt sich der Aufwand für die Konkurrenten nicht – so werden Sie ruckzuck Marktführer und verkaufen dann alles an irgendeinen Investmentfond, der den Laden dann schließt, als der das erste Mal unter die bisherige Rendite fällt. Sie modifizieren Ihre Idee geringfügig und fangen das Spiel noch mal von vorne an. Nur diesmal von Ihrer Villa in Aspen aus und nicht mehr aus einem Vorort von Bielefeld oder Wuppertal.

WORST CASE: Sie halten sich für einen Elon Musk oder Jeff Bezos, ziehen ins Silikon Valley und versuchen dort, mit Ihren Ideen mitzumischen. Schließlich landen Sie tatsächlich bei Google, wo Sie, dank Ihrer speziellen Sekundärtugenden, einen Chefposten bekleiden. Head of Facility, im Besucherbereich. Ihr einziger Angestellter ist ein Roboter, der Sie ständig korrigiert und nicht nur alles besser weiß, sondern wirklich alles besser weiß. Sie wollen nach Hause zurück, aber Google lässt Sie nicht gehen. Sie haben im Unternehmen zu viel Schmutz gesehen.

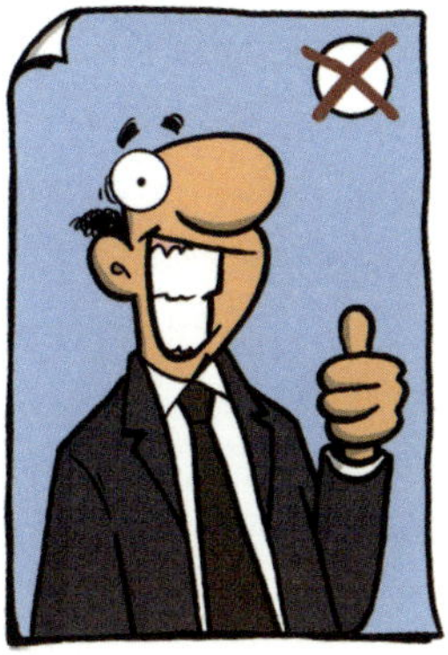

BÜRGERMEISTER WERDEN

Wenn man den Menschen da draußen endlich einmal zuhören würde, dann wäre schnell klar, was sich alle wirklich wünschen: Dass endlich mal einer kommt und mit dem ganzen Schlamassel hier aufräumt. Ein John Wayne, ein Clint Eastwood, ein Mann mit Gerechtigkeitssinn, dem Herz am rechten Fleck und Lebenserfahrung – ein Mann, wie Sie es sind! Das Bürgermeisteramt Ihrer Kommune – viel zu oft nur ein Spielball des örtlichen Parteigezänks und selten im Interesse der Bürger geführt – gehört endlich mal in richtige Hände: Ihre Hände! Schließlich haben Sie immer eine gute Zeit in Ihrer Gemeinde gehabt, wollen darum etwas zurückgeben und sind durch Ihre bisherigen Tätigkeiten, als Schriftführer des Radsportclubs wie auch als auch Kassenwart bei den Kleingärtnern, bestens auf kommunale Führungsaufgaben vorbereitet. Sie wissen, wie der Hase läuft! Als Bürgermeister haben Sie endlich die Hand am Hebel und können Schulen, Theater und Schwimmbäder sanieren, den Straßenverkehr vernünftig regeln und mal was für die jungen Leute tun … nicht. Leider. Weil, kein Geld da, klar. Und keine Ratsmehrheit. Dafür aber täglich die regionale Presse, die nach der Einhaltung von Wahlversprechen fragt. Kein Wunder, dass der Vorgänger sich am Ende seiner Amtszeit nur noch mit den Bankenvorständen und dem Chef der Handelskammer getroffen hat. Die waren wenigstens nett zu ihm und das für ganz wenig Gegenleistung. Wir sind schließlich alle nur Menschen und brauchen unsere Streicheleinheiten. Als oberster Bürger Ihrer Stadt stehen Ihnen aber als Ausgleich für die zu erwartenden Unannehmlichkeiten, neben einer nicht unattraktiven Bezahlung, eine schicke, fette Goldkette und ein Eintrag ins ebenfalls goldene Buch der Stadt zu. Mit ein bisschen Fortune ist sogar eine Gasse, ein Brunnen oder eine Parkbank mit Ihrem Namen drin. Und nach dem Amt ein Posten im Vorstand der Stadtwerke.

WAS BRAUCHEN SIE?

Wenn Sie sich eine langwierige, schmerzhafte, oft auch demütigende Karriere in einer Partei nicht angetan haben, ist es dafür nun endgültig zu spät. Gott sei Dank! Denn als freier Radikaler mit einer **WEIßEN POLITWESTE** sind Sie praktisch schon gewählt, wenn Sie sich lang genug in ausreichend vielen Vereinen engagiert haben und diese nun geschlossen für Sie an die Urne ziehen. Dagegen helfen keine Plakate oder üble Nachrede aus der organisierten Politik, im Gegenteil. Ein **KNACKIGER WERBESLOGAN** wie weiland Arnolds „I'm gonna clean the country up“ hilft Vertrauen zu festigen und lässt die Aufrichtigkeit Ihrer Absichten glaubwürdig erscheinen. Ein paar **POSTER** und **KUGELSCHREIBER** – und zack, steht die Bürgermeistertitelhütte!

SPAßFAKTOR

Als oberster Repräsentant Ihrer Heimatstadt haben Sie vor allem eines, nämlich überall freien Eintritt! Die Flut an Einladungen ist so überwältigend, dass es manchmal Sinn macht, einen Doppelgänger zu engagieren, der für Sie die fiesen Pflichttermine in Krankenhäusern und bei irgendwelchen Schulaufführungen abarbeitet, während Sie auf den schicken Bällen der Stadt bis zum frühen Morgen eine heiße Sohle aufs Parkett legen. Dazu dann jede Menge Auslandsreisen zu den Kollegen der Partnergemeinden, am besten zu denen im Süden oder Übersee. Die Eröffnung von Festen, das tägliche Bild in der Zeitung und das alles mit dem allfälligen Verweis auf die leeren Kassen und den widerborstigen Stadtrat, wenn es Kritik an Ihrer völligen Tatenlosigkeit als Verwaltungschef geben sollte – mehr Spaß geht nicht!

NEIDFAKTOR

Wenn man der menschlichen Missgunst täglich in die geifernde Fratze starren will, dann ist man als Bürgermeister in der exakt richtigen Position. Die Macht, jederzeit jeden Mitbürger durch das Ordnungsamt hetzen zu lassen, ihn bei Einladungen zu ignorieren oder seinen schlimmsten Feind offensichtlich zu bevorzugen, herrlich! Der Platz im höchsten Amt der Stadt bietet Ihnen über viele Jahre die Chance, gesellschaftlich die Regeln zu schreiben. Wenn man dabei glasklar Partei ergreift und eisenhart für jedermann ersichtliche Klientelpolitik betreibt, hat man sogar gute Aussichten, wiedergewählt zu werden. Die Nutznießer einer solchen schamlosen Bevorzugung sind eine viel homogenere Gruppe als die davon Ausgegrenzten. Also, do the Blatter – nur keine falsche Scheu.

GEHT GUT ZUSAMMEN MIT FOLGENDEN MÄNNERHOBBYS:

* EIN BUCH SCHREIBEN
* GOLF SPIELEN
* ETWAS ZURÜCKGEBEN

ENTWICKLUNGSPOTENZIAL:

BEST CASE: Aus irgendeinem Grund ist Ihr Stadtrat mit Menschen besetzt, die nicht die Meinung der Partei, sondern das Wohl der Bürger im Sinn haben. Mit diesem Rat führen Sie Ihre Gemeinde in ein neues goldenes Zeitalter und treten hochbetagt in der fünften Amtszeit zurück. Man verleiht Ihnen die Kaiserwürde und den Ehrentitel „Augustus". Rom ist Ihnen auf ewig zu Dank verpflichtet.

WORST CASE: Sie können einfach die Griffel nicht bei sich halten und verscherbeln gleich zu Beginn Ihrer Amtszeit den Rest des städtischen Tafelsilbers in Form der Innenstadt-Liegenschaften an Ihren Schwager, der das Gebiet gegen einen fetten Gewinn an die örtlichen Wertstoffbetriebe weitergibt. Der spätere Versuch, den Müllberg im Herzen der City als alpines Erlebnis zu verkaufen, scheitert kläglich.

TESTAMENTE DESIGNEN

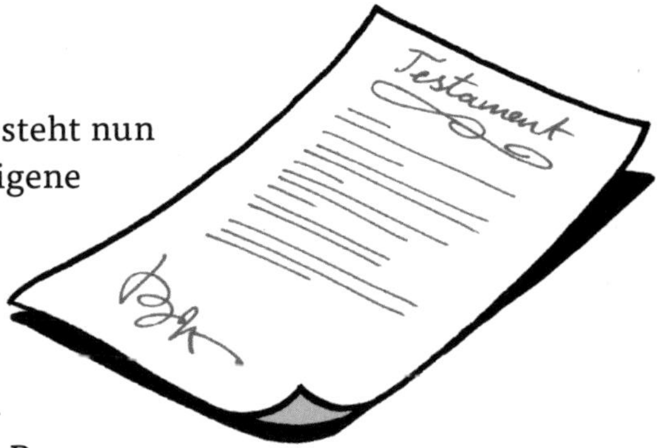

Am Ende aller Dinge steht nun einmal auch das eigene Ende und eine Welt, die ohne Sie wird auskommen müssen, weil Sie dann im Walhalla zusammen mit Ihren neuen Bros, Manitu, Jehova, Mohammed und zig jungen Girls Ihren Spaß haben werden. Dank der expotenziellen Entwicklungen in der Medizin wird es bis dahin aber noch ein ganzes Weilchen dauern und jeder neue Tag, an dem Sie aufwachen, verlängert das Leben aktuell um zwei weitere Stunden. Kein Wunder, dass da die Zinsen im Keller sind. Eine Generation mit Ihrer Lebenserwartung würde sonst nicht in Altersheimen, sondern in Dagobert Duck'schen Geldspeichern untergebracht werden müssen. Nichtsdestotrotz ist die Regelung des eigenen weltlichen Nachlasses eine Beschäftigung, die nicht nur verantwortungsvoll und wichtig ist, sondern auch über reichlich Spaßpotenzial verfügt. Schließlich will das Heer von Habenichtsen und Raffgeiern um Sie herum adäquat beschäftigt werden. Das regelmäßige Launchen und Relaunchen von Testamenten bietet Ihnen ein Umfeld für faszinierende soziale Experimente und brutale Operationen an der offenen, menschlichen Psyche. Das Spiel mit der Macht, der Entzug von Gunst und die plötzliche Zuwendung zu bislang völlig Unbekannten als potenzielle Erbnehmer, wird Ihren Nachkommen den Schlaf rauben und Sie zu so erniedrigenden Handlungen zwingen, wie Sie sie sich selbst nicht auszudenken gewagt hätten. Ihr letzter Wille wird nun über viele Jahre die beherrschende Komponente in Ihrem Familienleben sein. Genießen Sie es, solange Sie nicht entmündigt sind!

WAS BRAUCHEN SIE?

Das Herzstück eines gelungenen Erbdramas mit vielen Akten und Wendungen sind möglichst **UNKLARE VERMÖGENSVERHÄLTNISSE.** Je weniger Ihre Mischpoke über Ihren tatsächlichen Besitz weiß, umso höher schießen die Spekulationen darum ins Kraut. Befeuern Sie diese Vermutungen mit **WAGEN GESCHICHTEN** von familiärem Grundbesitz in den Ostmarken oder der Bildersammlung, die der Onkel aus dem Krieg mit heimbrachte. Lassen Sie sich nie auf Details festnageln, aber lassen Sie auch keinen Zweifel darüber aufkommen, dass Sie noch immer nicht wissen, wem Sie das alles dereinst überlassen sollen. Dann mögen die Spiele beginnen. Regelmäßige **TESTAMENTSENTWÜRFE,** vorgelegt beim weihnachtlichen Familientreffen, sind der Zündstoff für Dramen, wie Sie sich kein Hollywood-Autor ausdenken könnte. Das alles flankiert von Stilmitteln wie der **URPLÖTZLICHEN BEVORZUGUNG** einzelner Familienmitglieder, gerne gepaart mit der völlig unerwarteten, harschen Zurückweisung der bisherigen Lieblinge, machen Sie zum bestgehassten Psycho-Monster weit und breit. Nur dass man Ihnen nicht die Gurgel, sondern eher das Brot und die Tomaten schneidet, damit Sie es schön bequem haben.

SPAẞFAKTOR

Sie, als der alleinige Rulemaker und die Hauptfigur in einer epischen Familienserie, halten die Fäden des Geschehens jederzeit in der Hand und bestimmen über Glück und Unglück, Freude und Verzweiflung, Ehrung und Erniedrigung – nach purer Lust und Laune. Bäm! Wie fett ist das denn?! Sonnengott-Status auf Ablebezeit, unbezwingbarer Bezwinger der Verwandtschaft, hinterhältiger Zwist-Säer und gnadenreicher Versöhner, der ständig neu bestimmende Bestimmer, thronend in der Mitte der Familientafel, das Alte Testament in der linken, das Neue in der rechten Hand. Ja, leck mich doch am Arsch, da sind wir aber endgültig an der Decke dessen, was ein Mensch an Spaß auf Kosten anderer haben kann!

NEIDFAKTOR

Solange Sie aktiv Testamente designen und sich niemand sicher sein kann, wer genau am Tag X, vielleicht auch nur durch den puren Zufall Ihres Treppensturzes, der glückliche Nutznießer Ihrer perfiden Spielchen sein wird, solange wird hehres Treiben Ihr Haus erfüllen. Die Kinder und Enkel, adrett gekleidet und vollgestopft mit Stimmungsaufhellern und Antidepressiva, ohne die sie Ihre Launenhaftigkeit kaum ertragen könnten, geben nach außen das Bild einer heilen und harmonischen Familie wieder. Ein Trugbild, um das Sie die Vollpfosten, die doof genug waren, Ihre Kinder schon zu Lebzeiten mit großzügigen Zuwendungen unterstützt zu haben und die deswegen nun alleine in Ihrem Reihenhaus vor sich hin verfallen müssen wie eine geplünderte Goldgrube, zutiefst beneiden werden.

GEHT GUT ZUSAMMEN MIT FOLGENDEN MÄNNERHOBBYS:

- PORSCHE FAHREN
- GOLF SPIELEN
- BETREUTE KREUZFAHRTEN

ENTWICKLUNGSPOTENZIAL:

BEST CASE: Sie haben dramaturgisches Geschick, können Provokationen und Zurücksetzungen fein austarieren und schaffen so in der Familie ein Umfeld aus diffuser Unsicherheit und wolkigen Erwartungen, in dem aber nie die Stimmung völlig kippt. Ihre kleinen und großen Wendungen in der Testamentslegung sind so raffiniert platziert, dass es Ihnen sogar gelegentlich gelingt, den völlig überrumpelten Benachteiligten Verständnis für Ihre Meinungsänderung abzuringen und sie zu ermuntern, sich doch einfach mal ein bisschen mehr um das Erbe zu bemühen, solange Sie noch bei guter geistiger Gesundheit sind und die Erbfolge noch einmal entsprechend neu ausrichten könnten. Der so entfesselte Wettlauf der Familie um Ihre Gunst spricht sich herum und wird auch andere Erbmännchen interessieren. In der Folge werden Sie zu launigen Kaminzimmer-Abenden in den Rotary Club eingeladen, wo man, gegen gutes Geld und noch bessere Getränke, beseelt Ihren launigen Ausführungen zum Thema „Richtig vererben – endlich Spaß am Geld!“

folgt. Ihre Expertise zum Thema „Testament-Design" wird im Laufe der Jahre zum Auslöser für massive Veränderungen in der Verteilung von Großvermögen und der Tag wird kommen, an dem der DAX Schnupfen hat, wenn Sie nur niesen müssen.

WORST CASE: Sie berauschen sich an Ihrer Machtfülle und beginnen, nero-artige Züge zu entwickeln. Sie demütigen Familienmitglieder in der Öffentlichkeit und lassen keine Gelegenheit aus, Ihre geringschätzige Meinung zur Partnerwahl Ihrer Kinder und den desaströsen, genetischen Folgen dieser Fehlgriffe zu äußern. Weil aber nach „fest" nun einmal „lose" kommt, verbünden sich die, die eigentlich auf ewig gegeneinander ausgespielt werden sollten, hinter Ihrem Rücken und lassen bei einem anerkannten Psychologen ein Gutachten zu Ihrem geistigen Zustand erstellen. Dieser Psychologe, zufällig der Bruder der von Ihnen meist gedissten Schwiegertochter, findet bei Ihnen deutliche Anzeichen eines langjährigen, dementen Verfalls und Sie werden blitzschnell entmündigt. Der Platz im Heim der Wohlfahrt ist zwar trocken, geheizt und wird regelmäßig gereinigt, ist aber 1600 Kilometer von Ihrem ursprünglichen Heimatort entfernt. Außerdem sprechen Sie kein Polnisch und haben deswegen Probleme, sich in Ihrem Schlafsaal in die Gruppe der anderen 40 Männer zu integrieren.

EIN BUCH SCHREIBEN

Wer schreibt, der bleibt, weiß der Volksmund zu berichten. Und weil „Haus bauen", „Baum pflanzen" oder gar, Gott bewahre, „Kinder zeugen" keine echten Optionen mehr sind, da es eine gewisse Wahrscheinlichkeit gibt, dass Sie das Ergebnis dieser Männlichkeitsrituale nicht mehr erleben werden, ist das Schreiben eines Buches eine wundervolle Möglichkeit, sich für die Nachwelt zu verewigen. Das Verfassen eines Buches ist nicht nur ein längst überfälliges Statement Ihrer intellektuellen Fähigkeiten, sondern auch ein Hobby, das Ihnen völlig neue Möglichkeiten der Gestaltung Ihrer reichlichen Zeit erlaubt. Waren eben noch das Fitnesscenter oder das Weindepot Ihre bevorzugten Aufenthaltsorte, zieht es Sie nun, den lebenshungrigen Dichter, in die Cafés und Bars der Studentenviertel Ihrer Stadt. Zwischen Soja Latte und Cognac saugen Sie das turbulente Leben in sich auf und gießen es in Ihre pointierten und lebensnahen Texte, die später dann in Werken wie „Vorsicht Abzocke – Wie Gastronomen uns bescheißen" oder „100 Absinth-Bars in Ihrer Umgebung" die Literaturwelt für immer verändern werden.

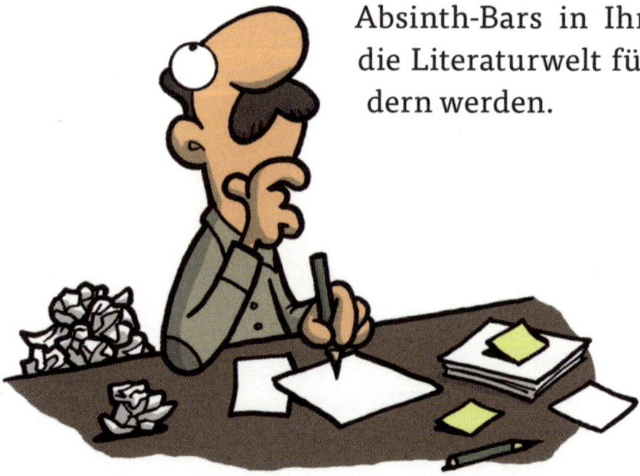

WAS BRAUCHEN SIE?

Genug KLEINGELD für Heißgetränke und linksliberale Tageszeitungen, einen BLOCK, eine BRILLE, einen leicht vernachlässigt wirkenden Kleidungsstil – das sind die Zutaten, aus denen ein Literaturpreisträger gebacken wird. Ein LEERES BLATT PAPIER ist der Ausweis Ihres „Work in Progress", der keine Deadlines oder andere zeitlichen Begrenzungen kennt.

Die Angst vor dem ersten Satz und die Schreibblockade als tragische Folgen des übervollen Dichterherzens sind gesellschaftlich sanktionierte BERUFSKRANKHEITEN, die obendrein vielleicht das Mitleid der kleinen Kellnerin mit dem tierischen Ausschnitt oder der wilden rothaarigen Buchhändlerin wecken.

Auch nicht schlecht ist eine generelle Idee, worum es in dem zu schaffenden Werk eigentlich gehen soll. Ein bisschen MARKTFORSCHUNG kann hier hilfreich sein, zumal bereits das ein oder andere Buch im Handel erhältlich ist und durchaus die Gefahr einer Wiederholung schon besetzter Stoffe besteht. Besonders bei Storyboards, die sich um Zauberlehrlinge, superstarke Piratentöchter oder einen magischen Ring drehen, ist eine gewisse Vorsicht geboten.

Auch satirische Ratgeber zu den letzten Hobbys des Mannes vor dem Tod liegen bereits geschrieben vor und dies obendrein in einer so hohen handwerklichen Qualität, dass Sie zumindest Ihren Erstling nicht daran messen sollten.

Authentisch, originär und so noch nie zu lesen gewesen ist in jedem Fall Ihre AUTOBIOGRAFIE. Und keine Angst vor der Ereignislosigkeit Ihres eigenen Lebens, ein Buch, randvoll mit belangloser Banalität wie „Ulysses", ist sogar Weltliteratur. Werke wie „40 Stunden – Aus den Untiefen der Kaffeeküche“ oder „Freitag ist wie Montag, nur viel besser“, haben durch ihren breiten Konsens in der Gesellschaft gute Chancen, gelesen und geliebt zu werden.

SPAẞFAKTOR

Das Schreiben ist ein quälender, zermürbender Prozess, der den Autor auslaugt, innerlich auffrisst und ihm alle Kräfte für soziale Interaktionen raubt. Ob das wohl stimmt? Fragen Sie Ihren Ghostwriter, der Ihnen die Mühen des 300-Seiten-Schinkens für ein paar mickrige Euro abnimmt und gelegentlich zu Ihnen ins Café kommt, um mit Ihnen einen Absinth zu trinken und etwas von der Bohème-Atmosphäre aufzusaugen, die er sich selbst nicht leisten kann.

Für Sie ist das Chillen in Cafés – von Starbucks bis AstA-Kantine – einfach nur eine entspannte Art, den Tag kleinzukriegen und schon vor 16 Uhr den ersten Rotwein zu trinken.

NEIDFAKTOR

Das Schreiben eines Buchs ist ein introvertierter Prozess, der sich mit menschlichen Banalitäten wie Neid und Missgunst nicht angreifen lässt. Das wird erst Thema, wenn das gedruckte Teil mit der Post geliefert wird und Sie die Gelegenheit haben, jedem Ihrer Bekannten ein handsigniertes Exemplar in die Hand zu drücken.

Ein Buch zu schreiben ist das eine, es zu veröffentlichen das andere. Das gedruckte und verlegte Hardcover ist die späte Goldmedaille für den Mann auf seinen letzten Metern!

GEHT GUT ZUSAMMEN MIT FOLGENDEN MÄNNERHOBBYS:

* INS KLOSTER GEHEN
* ETWAS ZURÜCKGEBEN
* NACH BERLIN ZIEHEN

ENTWICKLUNGSPOTENZIAL

BEST CASE: Sie haben tatsächlich Talent zum Schreiben und finden obendrein Spaß daran. Außerdem haben Sie schnell durchblickt, dass der klassische Buchmarkt völlig überlaufen ist und von Typen zugemüllt wird, die null Inspiration, aber jede Menge Selbstgefälligkeit besitzen und glauben, dass nur deren Geschichten es wert wären, erzählt zu werden. Hier haben Sie den Fisch an der Angel. Sie gründen ein Schreibbüro für Biografien und machen für jede Menge Bimbes aus dem grauen Leben eines mittelständischen Zulieferers für Bremsverstärkeranlagen eine Art George Washington der Autoindustrie, „Der Mann, der die Welt zum Bremsen brachte“ oder so. Pünktlich zum Firmenjubiläum überreichen Sie 100 handgebundene Werke im Ledereinband und nehmen den Scheck entgegen, wegen dem die Anleger in diesem Jahr auf eine Dividende verzichten mussten. Auch beim Schreiben hat das Handwerk goldenen Boden!

WORST CASE: Sie schreiben Ihre ersten beiden Sätze und sind sofort geflasht: „Als ich heute Morgen erwachte, meinte ich die Schwere dieser Welt auf meinen Kopf zu spüren. Aber es war nur der Hund, der Gassi gehen wollte." Wow, was für ein Opener! So geht Literatur! Die schwere Weltproblematik. Die Metapher mit dem Hund! Wer ist dieser Gassi? Wahnsinn! Und das alles aus Ihrer Feder! Hammer! Sie entwickeln im Laufe der kommenden Wochen einen dritten, den beiden ersten mindestens ebenbürtigen, Satz und sind zunehmend sicher: Die Welt hat einen neuen Hemingway geschenkt bekommen. Heinz Hemingweg. Bingo, schon wieder 6 aus 49! Was für ein Künstlername! Sie beginnen, wie im Rausch zu schreiben, vergessen zu essen, zu trinken und leider auch die Miete zu zahlen. Sie werden deswegen zwangsgeräumt und landen in einer Sozialwohnung, in der es so laut ist, dass Sie sich tagsüber nicht von Ihren allnächtlichen Orgien aus Buchstaben, Zigaretten und Alkohol erholen können. Nach und nach zermürbt es Sie und Sie schneiden sich, aus reiner Verzweiflung ob des ununterbrochenen Geschreis in den Fluren, ein Ohr ab. Nach der Erstversorgung in einem Krankenhaus kommen Sie in eine geschlossene Psychiatrie, die Sie, nach dem der Chefarzt Ihre Skripte gelesen hat, nie wieder verlassen werden.

WANDERN UND BERGSTEIGEN

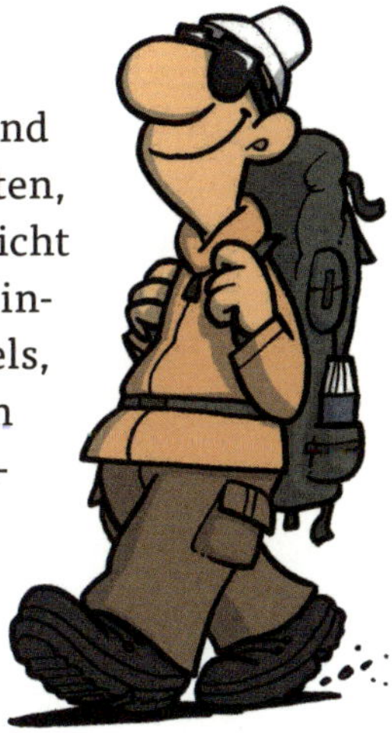

Die letzten Meter des Lebens wandernd und Berge besteigend zu durchschreiten, ist ein klassisches Männerhobby, was nicht zuletzt an den exzellenten Rahmenbedingungen liegt. Nämlich: Mit den Kumpels, gut entschuldigt, wochenlang wegbleiben zu können, um schon morgens in irgendwelchen Hütten Schnaps zu trinken und einer Ernährung zu frönen, wie man sie heute nur noch aus Heimatfilmen der 50er-Jahre kennt. Dank moderner Technologien sind Wandertouren auf Schusters Rappen auch längst nicht mehr die schmerzhafte Tortur, die unsere Vorfahren noch für ihre partielle Freiheit in Kauf nehmen mussten. Heutzutage heißt jede Bewegung jenseits des schlendernden Spaziergangs und ohne Einkaufstüten „Trekking“ oder „Hiking“ und wird von einer ganzen Industrie begleitet, die nichts anderes im Sinn hat, als Ihnen jeden Schritt auf Ihrem langen Marsch so leicht wie möglich zu machen. Wie endgeil das Leben in einer untergehenden Hochzivilisation ist, sieht man besonders gut daran, wie viel Style man aus einer Sache wie dem „Zu-Fuß-gehen“ herausholen kann!

WAS BRAUCHEN SIE?

Welcome in Gadgets Heaven! Wandern war schon immer eine Hightech-Veranstaltung, bei der traditionell der

NEUESTE HEIßE SCHEIß wie Kompass, Flurkarte, Sextant usw. zum Einsatz kam – und bis heute kommt. Darum haben wir es hier mit einem Markt zu tun, der sich zum Ziel gesetzt hat, die Ausrüstung einer kompletten Mondkapsel auf ein Volumen von 30 Litern und ein Gewicht von 750 Gramm zu stauchen. Was Sie also vor allem brauchen, ist ein ÜBERBLICK über die Flut der Angebote und eine möglichst auf den Marsch-Millimeter genau geplante HIKING-ROUTE, die Ihr TREKKING-AUSRÜSTER nach Wetterbedingungen, Vegetation, Fauna, Abständen zu Starkstrommasten und Entfernungen zur nächsten proktologischen Klinik auswerten kann, um Sie danach mit MAßGESCHNEIDERTEM EQUIPMENT ausstatten zu können. Am Ende dieser Trekkingtour wandern die Klamotten in Ihr eigenes Wandermuseum, denn diese Sachen waren in der Kombination nur für diese eine spezielle Wanderung unter Berücksichtigung der Merkur-Sonne-Saturn-Konstellation nutzbar. Aber hey, einen 5-Sterne-Urlaub auf Barbados kann man ja auch nur einmal pro Zahlung nutzen!

SPAßFAKTOR

Wandern, insbesondere in seiner Untergruppe „pilgern“, ist pures Männerglück! Denn wandern, das heißt schweigen. Der Weg ist das Ziel und braucht keine großen Worte, schon gar keine endlosen Diskussionen darüber, wieso der GPS-Tracker eigentlich immer recht haben soll, wo doch der andere Weg viel schöner aussieht oder ob man auch ganz sicher den Herd ausgemacht hat. Dieses stille Geschenk macht Ihnen nur die Wanderung. Allein unter seinesgleichen in ungezähmter Wildnis und mit nichts außer einer App für die schicksten Backpacker-Hotels sowie einem Wurfzelt und einem Lieferando-Account (falls es abends nicht mehr bis in die nächste Stadt reicht) ausgestattet. Einsam, wild, frei. Und zweimal das Curry extrascharf zur Waldrand-Lichtung links, bitteschön!

NEIDFAKTOR

Kaum ein Hobby bietet mehr publizierbare Eckdaten fürs Internet als das olle Wandern: Kilometer pro Stunde a bei überwundenen Höhenmetern b in Zeit c beim Kalorienverbrauch x, Spitzenherzfrequenz y und im Ziel getrunkenes Dosenbier z machen aus Trekking, Hiking und Climbing ein Freizeitvergnügen, für das es seltsamerweise noch keine eigenen Ligen und deswegen auch noch keine Tabellenrechner gibt – eine klare Marktlücke. Jedenfalls ist ein täglicher Datensatz Selfies, aufgenommen in einem atemberaubend natürlichen Naturschutzgebiet in Top-Outdoor-Wear, in den sozialen Netzwerken ein Pfund, mit dem sich der Oxytocin-Pegel der speckbäuchigen Hamsterbacken in Ihrer Umgebung signifikant und nachhaltig steigern lässt.

GEHT GUT ZUSAMMEN MIT FOLGENDEN MÄNNERHOBBYS:

* MARATHON LAUFEN
* KOMPLEX ERKRANKEN
* BLOGGEN

ENTWICKLUNGSPOTENZIAL

BEST CASE: „Tue Gutes und sprich darüber" ist eine der wenigen Marketingregeln, die wirklich was können. Wer wie Sie draußen im Outback gut unterwegs ist, sollte deswegen immer eine Kamera dabei und eingeschaltet haben. Denn Ihre Erlebnisse in der freien Wildbahn sind das, was man neudeutsch „Content" nennt und womit sich Blogs, VLogs, Podcasts, Bücher und das Gemeindezentrum von Dingshausen beim Dia-Abend zum Thema „Wilde Eifel – Alleine unter Ureinwohnern", füllen lassen. Der Mehrwert Ihrer Abenteuer hat also erhebliches Potenzial nicht nur die nächste Reise zu finanzieren, sondern sich bald alles von Ausrüstern sponsern zu lassen und am Ende dafür zu sorgen, dass Sie gar nicht mehr selbst, sondern als Anbieter für Trekking-Adventure-Reisen ein Heer von auskunftsfreudigen Mittfünfzigern auf deren Kosten um den Erdball schicken, während Sie Ihrem neuen Hobby frönen: Yachting an der Küste von Mauritius, zum Beispiel.

WORST CASE: Die viele frische Luft, die ungewohnte Bewegung, das Übernachten außerhalb geschlossener Räume – das alles bringt Ihren Hormonhaushalt durcheinander und Sie erliegen infolge fataler Dopamin-Schübe dem Trugschluss, eigentlich für ein Leben in der freien Natur geschaffen worden zu sein. Nachdem man Sie halb verhungert in einem Waldstück aufgefunden hat, weigern Sie sich aus Trotz und Scham, wieder nach Hause zurückzukehren und versuchen Ihr Glück als Sherpa in einem deutschen Mittelgebirge. Das Unternehmen scheitert furios und Sie beginnen, nun völlig mittellos, ein Leben als Obdachloser. Dies allerdings dann weiterhin an der frischen Luft. Immerhin.

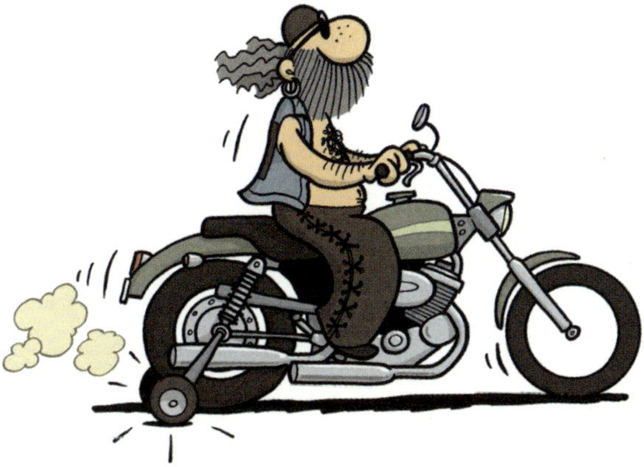

MOTORRAD FAHREN

I'm a cowboy. On a steel horse I ride. I'm wanted, dead or alive." – Das sind nicht nur Songzeilen aus irgendeinem Bon Jovi-Schlager, nein, das ist Bestimmung. Ihre Bestimmung. Haben Sie Ihren Hang zur Renitenz und Unangepasstheit in den vergangenen Jahren vor allem durch das Abspielen von AC/DC- und Deep Purple-Songs im Auto bei heruntergelassenen Fenstern Ausdruck verliehen, so ist es nun Zeit für den nächsten Schritt: das Motorrad. Die Chrome gewordene Unabhängigkeitserklärung. Der Platz im Straßenverkehr, der nur Ihnen alleine gehört. Motorisierte Bewegung, ohne die Gefahr eines Wocheneinkaufs oder Familientransfers. Kein Wunder, dass der durchschnittliche Harley-Davidson-Käufer über 50 ist. Denn mal ehrlich – was wissen die Keimlinge um die 30 herum schon von Freiheit? Die haben Ihre langjährige Sippenhaftstrafe in Urlaubsbunkern zur

Feriensaison und drei Weihnachtsfeiern pro Feiertag und Familie ja gerade erst angetreten und würden obendrein den Tsunami an Vorwürfen ob der verantwortungslosen Selbstgefährdung als Biker kaum aushalten. Sie hingegen, Sie sind nun frei. Niemand fragt mehr, wo Sie hingehen oder was mit Ihnen geschieht. Sie sind ein Outlaw des Lebens und Ihr Bike der perfekte Untersatz für die Fahrt durch die Wüste des Alterns.

WAS BRAUCHEN SIE?

Lässt man die trivialen Selbstverständlichkeiten wie ein PS-starkes MOTORRAD und die nötige KUTTE außen vor, ist der Beitritt in einen MOTORRADCLUB nahezu unausweichlich. Denn nur im Verbund bringt das Motorrad seine ganze archaische Wirkung auf die Straße, nur der Konvoi erschreckt Mütter zu Tode und bringt deren Kinder zum Weinen. Bei der Auswahl des Clubs sind wieder einmal LEBENSERFAHRUNG und gesunde SELBSTEINSCHÄTZUNG die einzig richtigen Berater, denen Sie Gehör schenken sollten. Die beiden werden Ihnen dann schon flüstern, dass es wenig Sinn macht, Anschluss an die latent kriminelle Rockerszene rund um Hells Angels und Bandidos zu suchen, außer, man hat dort infolge seiner anwaltlichen oder polizeilichen Tätigkeit Kontakte zur Führungsebene. Besser und altersaffiner sind Motorradclubs, die sich um bestimmte Marken und deren Premium-Modelle herum gebildet haben. Honda Gold Wing oder Ducati Scrambler bringen Männer zusammen, die für die Freiheit gerne auch mal den 5er-BMW zu Hause lassen und trotzdem ein gutes Bett und einen vernünftigen Rotwein zu schätzen wissen. Rollen

Sie inmitten einer solchen Truppe des grauen Grauens auf dem Highway to Hell, können Sie sich regelmäßiger Ausfahrten in gepflegter Wildheit sicher sein.

SPAßFAKTOR

Spätestens im Stau entfaltet das Motorrad seine ganze unbändige Freiheit. Das majestätische Gefühl, sich mit seinem Bike im Schritttempo durch die Blechlawine der vierrädrigen Langeweiler zu schlängeln und dafür neidvolle Blicke zu ernten, ist eine Freude, wie sie der deutsche Straßenverkehr nur für den Motorcyclisten bereithält. Gleich danach kommen die Ausritte auf den kurvenreichen Strecken einsamer Landstraßen in den ländlichen Regionen, wo die Beherrschung der Maschine und eine gute Krankenversicherung alles bedeuten. Geht der Parforceritt durch die laubglatten Serpentinen dann doch daneben, sind Sie wenigstens in Ihren Stiefeln gestorben. Ein Schicksal, für das Sie mit acht Jahren Ihr gesamtes Taschengeld gegeben hätten.

NEIDFAKTOR

Wenn man innerlich zusammenzählt, wer alles seine Stimme gegen die Anschaffung und Inbetriebnahme eines Motorrades in Ihrem Alter erheben wird und gegen welche Kakophonie der Bedenken und Beschimpfungen man sich taubstellen muss, der weiß sofort, wie viel Gift in einem lässig dahingeworfenen „Kauf dir doch auch eins!“ stecken kann, wenn die anderen Mumien in Progress auch nur versuchen sollten, ein paar schäbige Witze oder abfällige Bemerkungen über Sie oder Ihr Stahlross zu machen. Der Neid, dass Sie sich diesen Schritt überhaupt getraut haben, wird die Augäpfel der gilben Freunde und Kollegen tiefgelb färben.

GEHT GUT ZUSAMMEN MIT FOLGENDEN MÄNNERHOBBYS:

* EINE ROCKBAND GRÜNDEN
* EINE WELTREISE MACHEN
* FESTIVAL-HOPPING

ENTWICKLUNGSPOTENZIAL

BEST CASE: Sie haben tatsächlich Motorrad-Öl im Blut und wurden von Gott mit der Gabe des Schraubens gesegnet. Ein wahrer Schrauber hat zu Motorrädern einen Draht, ähnlich wie ein Pferdeflüsterer zu wilden Hengsten. Ihre Fähigkeit jedwedes Motorrad zu heilen und, wie eine Art Sauerbruch des Zweitaktmotors, komplizierteste Eingriffe erfolgreich vorzunehmen, eilt wie ein Donnerhall durchs Land. Schon bald stehen neben der normalen Kundschaft auch Berufsfahrer wie die Herren von Motorrad-Vereinigungen wie den Nomads oder Mongols vor der Tür, was zur Folge hat, dass die ständigen Lärmbeschwerden Ihrer Nachbarn urplötzlich verstummen – weil die Nachbarn weggezogen sind. Nicht ohne Ihnen ihre Liegenschaft zu überschreiben, in denen nun mehrere

Clubhäuser einschlägiger Institutionen Ihr Quartier beziehen, um Ihnen immer nahe zu sein. Weil Sie von der neuen Hood mit allen legalen und illegalen Freuden dieser Welt rundumversorgt sind, nehmen Sie für Ihre Arbeit kein Geld mehr. Sie beenden noch zu Lebzeiten Ihre Existenz als fiskalische Persönlichkeit und erreichen so das Nirwana jedes Steuerzahlers.

WORST CASE: Sie halten Motorradfahren wirklich für eine Art gesellschaftliches Statement, lassen sich darum das schüttere Haar wachsen und fangen an Stirnbänder, selbst gebastelten Ohrschmuck und Totenkopfringe zu tragen. Sogar im Büro. Außerdem finden Sie Geschmack an Tätowierungen, einem breiten Schnauzbart, schwarzen Hüten und Nazi-Devotionalien. Trotz all dieser erdrückenden Indizien können Sie lediglich Ihre Mitinsassen Jesus und Napoleon davon überzeugen, dass Sie der wahre Lemmy Kilmister von Motörhead sind. Gemeinsam nehmen Sie am Nachmittag Adolf Hitler seine neunte Spielzeugarmee weg. Der Pfleger fragt Sie zur Strafe nicht nach einem Autogramm.

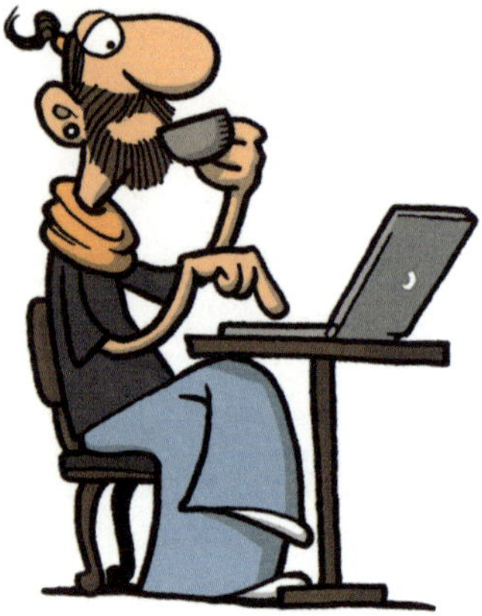

BLOGGER UND INFLUENCER WERDEN

Woher Andy Warhol schon in den 1960er-Jahren wusste, dass eines Tages jeder Mensch für 15 Minuten berühmt sein könnte? Jedenfalls hat er es nicht von einem der vielen pickligen Blogger und Influencer erfahren, die diese seherische Prognose im Internet via Youtube gerade wahr werden lassen und der Menschheit zeigen: Nicht alles, was technisch machbar ist, sollte auch gemacht werden. Dabei ist die Idee des Bloggens theoretisch gar nicht mal so schlecht: Jemand mit Geschmack, Stil und der Nase für Trends informiert regelmäßig Gleichgesinnte über neue Produkte und Events. Gute Idee. Nur, dass DIESER Jemand damit noch gar nicht angefangen hat. Das können Sie aber nun ändern. Denn mal ehrlich, was ist schon eine Produktexpertise von einem dieser Bübchen wert, die manche Artikel im Supermarkt noch nicht einmal einkaufen dürfen? Da bringen Sie mit Ihrer jahrzehntelangen Nutzererfahrung auf allen möglichen Konsumfeldern doch ganz andere Kompetenzwerte mit. Obendrein zielen Ihre Blogs auf ein Publikum ab, das über eine Ressource verfügt, von der die Zuschauer der Gummibärenbande nur träumen können: reichlich eigenes Geld, einfach nur so zum Ausgeben! Ihr Blog hat darum beste Aussichten, von Firmen wie Hermès, Porsche, Breitling oder der

Deutschen Bank unterstützt zu werden – von Herstellern von Pharmazeutika mal ganz abgesehen. Ihr Einfluss kann das Land verändern!

WAS BRAUCHEN SIE?

Weniger ist oftmals mehr und gerade die enorme Reichweite des Internets lässt eine SPEZIALISIERUNG bei der Themenwahl Ihres Blogs ratsam erscheinen. Wöchentliche Verbrauchernews und Verkostungsergebnisse zu italienischer Edel-Wildsalami aus dem Piemont werden viel schneller einen festen Zuschauerkreis finden als ein Blog, der irgendwie über Hartwurst referiert. Hinterfragen Sie darum genau Ihre wahren LEIDENSCHAFTEN, extrapolieren Sie hierbei Ihre besonderen Herzensneigungen heraus und bieten Sie der Welt Ihr Wissen und Ihre Meinung dazu an. Ob Sie sich dabei auf Vinylplatten aus Nashville der Jahre 1978–1982 und den dazu passenden Dosenbieren oder auf Fußballspieler der 90er im Berliner Zinnfiguren-Format festlegen, ist egal. Da draußen sitzen mehrere Millionen Männer Ihres Alters und haben die gleiche LANGEWEILE wie Sie. Denken Sie ruhig gewagt, etwa auch über einen Lego-Blog für Männer ab 50 oder über Bauberatung für Hot Wheels-Autobahnen nach. Denn im Herzen sind wir schließlich alle Kind geblieben und RESTSPIELZEUG liegt doch irgendwie überall herum. Meiden Sie aber die möglicherweise hieraus entstehenden Stammtische und Spielgruppen im realen Leben. Denn mal ehrlich, was sollen denn das schon für Spacken sein?!

Spaßfaktor

Moderne Technologie macht aus Ihrem Wohnzimmer ein Fernsehstudio mit integriertem Sendeplatz. Als eigener Regisseur, Anchorman und Chefredakteur haben Sie im Prinzip die gleiche Medienmacht wie die ARD oder Russia Today. Nur an der Reichweite müssen Sie halt arbeiten. Wenn Sie es schaffen, mit Ihren Beiträgen Aufmerksamkeit in Form von Shitstorms zu generieren, sind Sie auf einem guten Weg. Die Faustformel lautet: Auf zehn Menschen, die Sie hassen, kommt ein besonders fanatischer Anhänger, der Ihnen einfach alles abkauft. So ist Stefan Raab stinkreich geworden. Wer Spaß daran hat, aufzufallen – egal womit und um welchen Preis – der kann beim Bloggen richtig Freude haben.

Neidfaktor

Wenn Ihr Blog greift und erste Hersteller wegen Productplacement anklopfen, schlägt Ihre Stunde. Vor allem, wenn Sie einen Blog für sauteure Herrenuhren, Maßanzüge, Edelschnäpse, Weltreisen, örtliche Restaurants oder handgenähte Schuhe betreiben. Aber auch schwierigere Themen wie „Plastikvermeidung im chirurgischen Alltag“ oder „Blutwurst gestern und heute“ haben Potenzial, denn je abseitiger Ihr Spezialgebiet ist, desto größer ist die Chance, dass Sie bei der ersten Gelegenheit als einziger greifbarer Experte durch alle Talkshows gereicht werden, eine TV-Karriere starten, bis Sie bei „Let's Dance“ groß rauskommen oder der erste Ü50-Bachelor werden. So viel Aufmerksamkeit kriegen Sie nicht mal mit einem Lotus vor der Tür.

GEHT GUT ZUSAMMEN MIT FOLGENDEN MÄNNERHOBBYS:

* NACH BERLIN ZIEHEN
* EIN START-UP GRÜNDEN
* FASHIONISTA WERDEN

ENTWICKLUNGSPOTENZIAL

BEST CASE: Ihr Blog verbreitet sich von der ersten Minute an viral. Sie steigen in kürzester Zeit zu einem der meist abonnierten Youtuber auf, Ihre Beiträge landen regelmäßig in den Tagesthemen, Ihre Meinung findet sich ebenso im „Spiegel" wie in den Regierungserklärungen von Frau Merkel wieder. Sie bekommen ein Bundesverdienstkreuz und einen Buchvertrag bei Suhrkamp, wo Sie nun lebenslang veröffentlichen dürfen. Sie legen dieses Szenario dankbar zur Seite und ersparen sich seine Realisierung. Das warme Gefühl im Bauch reicht Ihnen völlig.

WORST CASE: Sie produzieren Ihren Blog, stellen ihn online, haben nach sechs Monaten aber nur 15 Abonnenten, von denen drei Sie unentwegt angehen und ein weiterer ein Nazi-Troll ist. Sie lassen sich aber nicht entmutigen und wechseln den Schwerpunkt. Als Ihr Blog dann endlich und urplötzlich durch die Decke geht, ist es für Sie leider schon zu spät. Der Dschihad stellt sich zwar als ein echtes Quotenbringer-Thema heraus, allerdings ist die Zielgruppe tendenziell schwierig, weil: latent gewaltbereit. Der BND glaubt Ihnen kein Wort und übergibt Sie der NSA, wo sich Ihre Spur verliert.

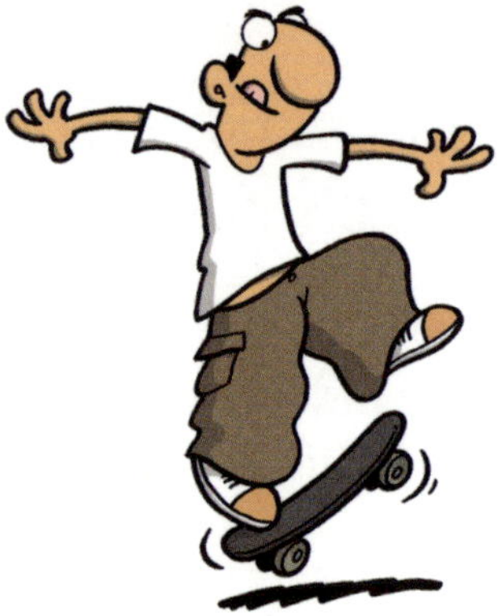

ALLE DUMMHEITEN NOCH MAL MACHEN

Man kann die Jugend nicht zurückholen? Falsch! Kann man doch. Und zwar im Reprise-Verfahren. Wer den Mut hat, alle Fehler und Dummheiten der eigenen wilden Jahre einfach noch einmal zu wagen, kann sich eines Flashbacks ungeahnten Ausmaßes sicher sein. Kein Sport, keine Entspannungsübung, kein Achtsamkeitstraining wird Ihnen einen solchen Kick zurück ins Leben geben, wie das Rollback in die eigene Pubertät und der hier begangenen Untaten.

WAS BRAUCHEN SIE?

Eine LISTE mit Ihren schlimmsten Fehltritten. Am besten von guten alten Freunden kuratiert, was verhindert, dass besonders doofe Blödheiten aus dieser Zeit im eigenen Schamfilter hängenbleiben. Außerdem eine SINNGEMÄßE ÜBERSETZUNG der damaligen Dummheiten in Ihren heutigen Lebenskontext. Betrunken oder stoned im Unterricht erscheinen, blaumachen im Schülercafé bis zur Androhung des Schulausschlusses, das Anbaggern der Freundin vom Kumpel mit anschließender Schlägerei – das alles ist solides krankes Verhalten, für das Sie in Ihrer jetzigen Situation ein ADÄQUATES SETTING brauchen. Versuchen Sie es mit einer halben XTC-Pille vor dem Wochenmeeting, machen Sie der Frau vom Vorgesetzten ein paar schlüpfrige Komplimente oder gehen Sie einfach ein paar Wochen lang nachmittags um zwei in den nächsten Starbucks, um dort für alle gut sichtbar eine Runde abzuhängen.

Beachten Sie dabei: Nur weil Sie die negativen Folgen eines solchen Verhaltens natürlich genau kennen, federt dies den Schmerz der garantiert folgenden Sanktionen kaum ab. Im Gegenteil, das Wissen um die Schwere der Folgen potenziert das Leiden sogar auf dramatische Weise. Es ist wie beim Zahnarzt: Zu wissen, wie es sich gleich anfühlen wird, ist schlimmer als die Behandlung selber.

Aber auch das endet. Die durch Fehlverhalten einmal zugeschlagenen Türen öffnen Ihnen NEUE WEGE. „Vorwärts immer, rückwärts nimmer" ist nach Abmahnung, Entlassung und der Trennung von Ihrer Frau eine alternativlose Marschrichtung geworden. ALLES AUF ANFANG – nur besser vernetzt und mit dem Wissen, wo man besser nicht noch mal hin will. Das ist ein spannendes Hobby bis zum Tod, das durch Ihre bisher erworbenen RENTENANSPRÜCHE obendrein gut absichert ist. Zurück in die Zukunft, mit den Fehlern der Jugend!

SPAẞFAKTOR

Wenn die Büchse der Pandora erst geöffnet ist und Sie entlang des Leitfadens Ihrer frühen Jugendsünden allen Fantasien freien Lauf lassen, die sich in den letzten 25 Jahren aufgestaut haben, stehen Ihnen die womöglich unterhaltsamsten Wochen Ihres bisherigen Lebens bevor. Im Wissen, dass das alles sowieso nicht gut enden kann, lässt sich jede Dummheit noch viel gnadenloser durchziehen. Halten Sie Ihr Smartphone bereit, um die fassungslosen Gesichter Ihrer Mitarbeiter und Kollegen festzuhalten, wenn Sie mitten in einer Besprechung lauthals rülpsend den Raum verlassen oder anfangen, Ihrem Nebenmann lustige Videos auf dem Laptop zu zeigen. Schlürfen Sie das Entsetzen Ihrer Umgebung wie guten Jahrgangschampagner, denn es sind Erlebnisse, die Sie in dieser Form vielleicht nie wieder genießen werden – wenn Sie schlau sind. Denn eine Dummheit zweimal machen, okay, für ein drittes Mal nach weiteren 30 Jahren könnte die Zeit aber sowieso etwas knapp werden.

NEIDFAKTOR

Einmal im Leben die Maske fallen lassen, die geballte Faust aus der Tasche ziehen und dem widerlichen Sklaventreiber mal die Schellen zu verpassen, um die er schon seit Jahren bettelt – das ist der Stoff, aus dem die Träume vieler Lohnabhängiger gemacht sind. Und mögen sich die feigen Füßlinge um Sie herum auch noch so sehr über Ihr völlig enthemmtes Benehmen echauffieren, im Grunde sind Sie nur neidisch, nicht ähnliche Superhelden des Alltags zu sein.

GEHT GUT ZUSAMMEN MIT FOLGENDEN MÄNNERHOBBYS:

* NOCH MAL KOMPLETT VON VORNE ANFANGEN

ENTWICKLUNGSPOTENZIAL

BEST CASE: Ihr Ausbruch aus allen Konventionen, das Verlassen des Kodex' und die massive Störung des Alltagstrotts durch Ihr neues Auftreten, fallen der Unternehmensberatung auf, die seit gefühlten 200 Jahren in Ihrem Betrieb hockt. Die Zecken nutzen die einmalige Gelegenheit, nicht immer nur Stellenabbau empfehlen und sich so alsbald selbst wegrationalisieren zu müssen, und feiern Ihren Auftritt als disruptiven Angriff auf den eingeschlafenen Firmenalltag und als Frischzellenkur, die Platz für neue kreative Prozesse schafft. Schon eine Woche später geht es in Ihrem Büro zu wie in einem Affenhaus. Sie werden befördert und als „Breaking Agent" in anderen Filialen eingesetzt. Bereits zwei Jahre später steht der Konzern wegen des Verlustes aller Führungsstrukturen vor dem Aus, allerdings wertet auch der Insolvenzverwalter Ihren Ansatz als eine wertvolle Erfahrung, die den Wert von Hierarchien für die Auffanggesellschaft besonders deutlich gemacht habe. Sie kommen mit Bewährung davon.

WORST CASE: Sie können einfach nicht mehr aufhören, sich so zu benehmen wie Sie es gerade wollen. Das geht eine Zeit lang auch halbwegs gut, bis Sie eines Tages Ihre Steuererklärung beim Finanzamt persönlich vorbeibringen und bei dieser Gelegenheit dem Beamten gleich mal auf den Schreibtisch pinkeln. Dies, zusammen mit dem Hinweis auf Ihrer Einkommenserklärung, „Was geht's dich an?“, ist für zweieinhalb Jahre ohne Bewährung gut. Im Knast kommen Sie mit Ihrem Hang zu launigem Verhalten auch nicht nur gut an und als Sie dem Kopf der Serben-Connection ins Essen spucken, endet Ihr letztes Hobby bis zum Tod mit eben diesem – leider sehr blutig und unschön. Es bleibt dabei: Nur wer zuletzt lacht, lacht am besten!

AUTOR

Michael Kernbach, Baujahr 1965, begann seine Karriere in den 90er-Jahren als Miterfinder und Masterminder von Guildo Horn. Als Comedy-Autor ist er für verschiedene Verlage sowie Hörfunk-, Tonträger- und TV-Formate im Einsatz. Bei Lappan erscheinen mehrere Bücher sowie Serien von ihm. Kernbach hält sich im Übrigen für die Reinkarnation von Helmut Schön und trägt darum in seiner Freizeit gerne Schiebermützen. Die Männerhobbys hat er selbstverständlich alle höchstselbst ausprobiert, wurde seit seinem Aufenthalt im Kloster aber nicht mehr gesehen. Hinweise auf seinen Verbleib bitte an den Verlag.

ILLUSTRATOR

Miguel Fernandez, geboren 1974, studierte Visuelle Kommunikation. Als selbständiger Illustrator entwirft er CD- und DVD-Cover, Verpackungen und Grußkarten, fertigt Buchillustrationen an und wirkt bei Zeichentrick-Projekten mit. Seine eigene Cartoon-Serie „Gegen den Strich“ hat viele Fans, im Lappan Verlag sind bereits mehrere Cartoon-Bände von ihm erschienen.

ISBN 978-3-8303-3504-7

Idee und Text: Michael Kernbach
Umschlag- und Innenillustrationen: Miguel Fernandez

Lektorat: Leonie Bartels
Herstellung und Gestaltung: Monika Swirski

Druck und Bindung: Balto Print
Printed in Lithuania

MIX
Papier aus verantwortungsvollen Quellen
FSC® C107574
FSC www.fsc.org

www.lappan.de